Monika Werner

Sanfte Massage
mit ätherischen Ölen

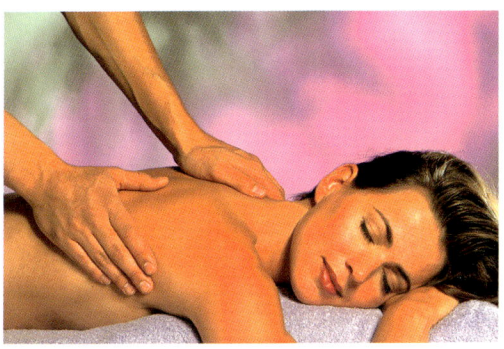

Aroma-Massage

Wohltuende Selbst- und Partnerbehandlungen

- zur Anregung und Entspannung

- bei Alltagsbeschwerden

- für sinnliche Stunden zu zweit

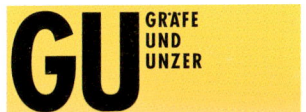

GU GRÄFE UND UNZER

Inhalt

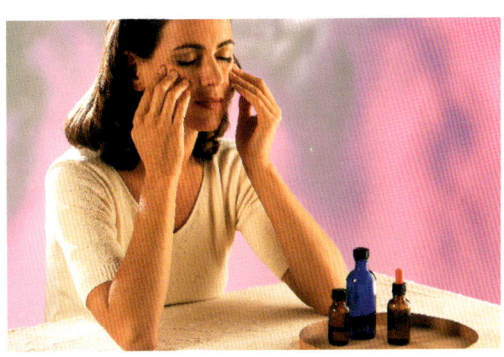

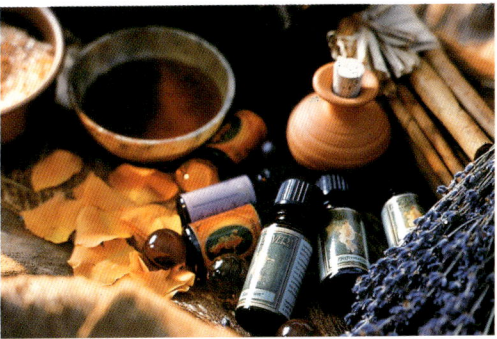

Dank

Allen Freunden, die meine Arbeit an diesem Buch begleitet und
unterstützt haben, möchte ich herzlich danken!
Meinem Mann aber gebührt ein ganz besonderer Dank: Denn das
Massieren geht mir zwar leicht von der Hand, aber eine Massage
so zu beschreiben, daß ein Ungeübter sie gut nachvollziehen
kann, ist gar nicht so einfach; mein Mann brachte die Geduld auf,
unermüdlich alle meine Anleitungen nachzuvollziehen – eine
»Arbeit«, die uns beiden nebenbei auch viel Spaß gemacht hat!

Wichtiger Hinweis

In diesem GU-Ratgeber lernen Sie die Massage mit ätherischen
Ölen kennen als eine einfache und sehr wirksame Methode, sich
selbst oder einem Partner Wohlbefinden und Linderung mancher
Alltagsbeschwerden zu verschaffen.
Das Buch wurde von einem Masseur und einem Arzt überprüft
und für in Ordnung befunden. Jeder Leser ist jedoch aufgefordert,
in eigener Verantwortung zu entscheiden, ob und inwieweit er
die Anleitungen und Massageölrezepte für sich nutzen kann.
Beachten Sie bitte die »Grenzen der Selbstbehandlung« auf Seite 32,
die Hinweise auf Seite 42 und im laufenden Text. Und bedenken
Sie: Ätherische Öle sind hochwirksame Substanzen, die – falsch
angewendet oder zu hoch dosiert – zu Nebenwirkungen führen
können. Halten Sie sich deshalb bitte sicherheitshalber an die Anleitungen und die angegebenen Dosierungen.

Ein Wort zuvor

Die schönste und intensivste Art, Kontakt aufzunehmen, ist für mich die Berührung. Mit einer Massage finde ich schnell Zugang zu meinen Patienten; kommt dazu der wunderbare Duft der ätherischen Öle und deren Wirkkraft, wird daraus nicht nur für den Patienten, sondern auch für mich als Therapeutin ein wohltuendes Erlebnis, ein Wechselspiel zwischen Geben und Nehmen.
Es ist eine Erfahrung von intensiver Nähe und Zuwendung, von tiefem Wohlgefühl, die wir mit einer Aroma-Massage vermitteln können und selbst empfinden – insbesondere natürlich, wenn wir eine Freundin, einen Freund oder unsere/n Lebenspartnerin oder -partner massieren, wenn wir Gefühle, Wünsche oder auch Stimmungen so direkt ausdrücken können. Und wer würde nicht gerne Freunden oder Kollegen bei Kopfschmerzen oder Schnupfen helfen? Nicht zuletzt ist es etwas sehr Wohltuendes, sich selbst zu massieren – sei es am Abend zum Entspannen, tagsüber zur Anregung oder aber zur Erleichterung verschiedenster Alltagsbeschwerden.
So lindert eine Kopf- und Nackenmassage Kopfschmerzen, eine Beinmassage hilft bei Muskelkater oder Cellulite, die Bauchmassage bei Magen-Darm-Beschwerden oder bei Menstruationsschmerzen; eine Hand- oder Ohrmassage ist das Richtige bei Konzentrationsproblemen, bei depressiven Verstimmungen hilft wiederum eine Bauchmassage; eine Fußmassage wirkt herrlich entspannend, eine Rückenmassage kann sehr erotisch sein …
Diese spezifischen Wirkungen werden vor allem auch durch die große Heilkraft der ätherischen Öle erreicht. Denn Aroma-Massagen sind ein wichtiger Teil der Aromatherapie, die körperliche und seelische Beschwerden mit ätherischen Ölen behandelt. Es sind sanfte, effektive Massagen, die ganzheitlich wohltuend und heilend wirken.
»Die« Aroma-Massage gibt es strenggenommen nicht, denn jeder Therapeut und jede Therapeutin massiert etwas anders, entsprechend der individuellen Erfahrung und Persönlichkeit. Ich stelle im folgenden eine vereinfachte, laiengerechte Version der Massageform vor, die ich selbst seit Jahren praktiziere. Diese Teilmassagen von Kopf bis Fuß sind so leicht nachzuvollziehen, daß auch Ungeübte gleich mit dem Massieren beginnen können. Ich wünsche Ihnen viel Freude damit!

Monika Werner

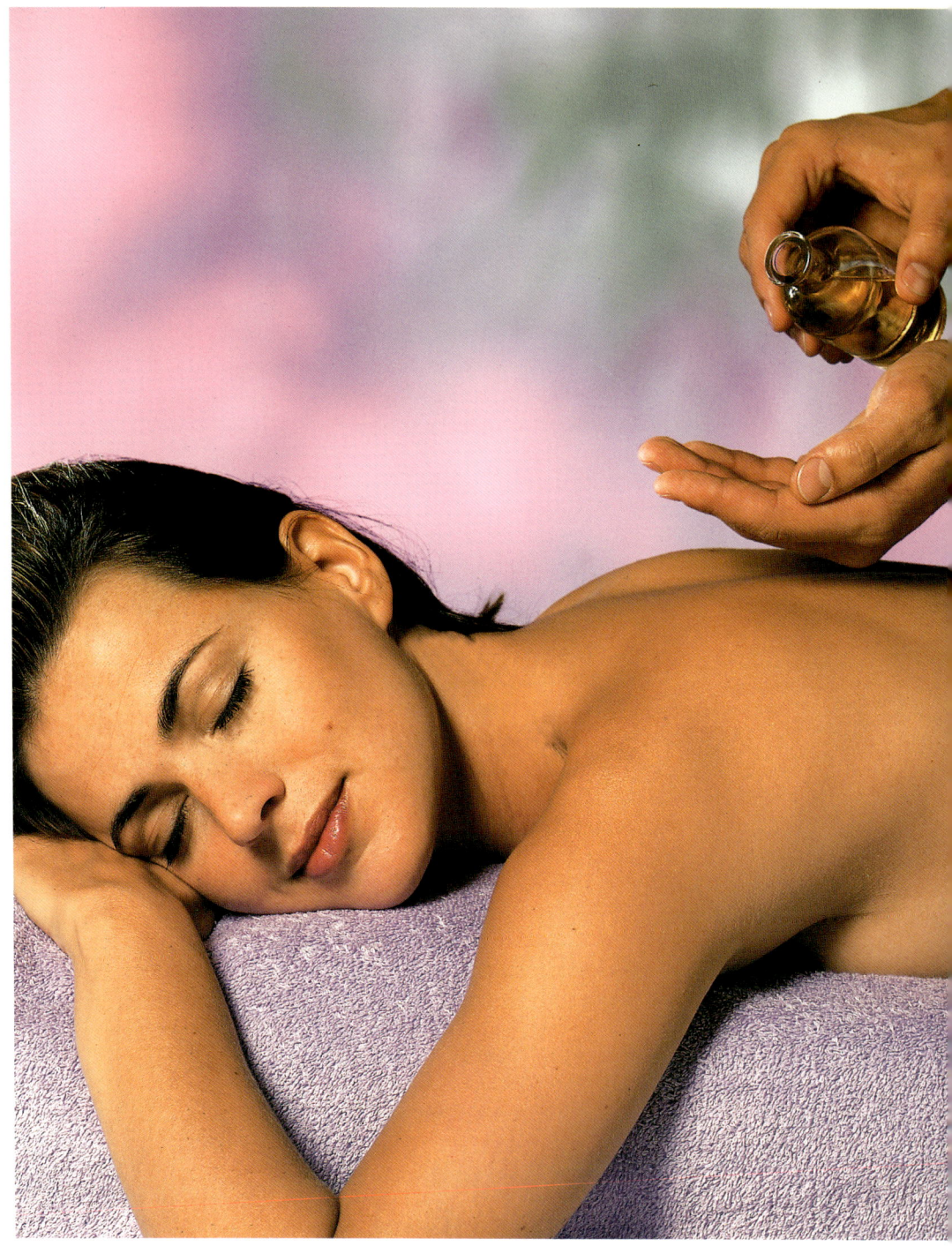

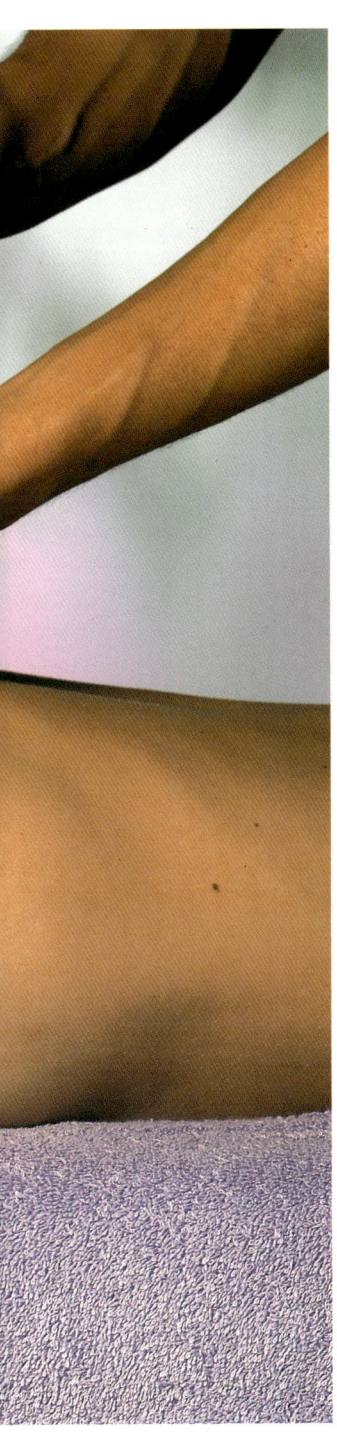

Duftende Massagen

Lust auf mehr Wohlbefinden?
Den Morgen gutgelaunt beginnen,
tagsüber kleine »Durchhänger«
auffangen, wohlig entspannen am
Abend (am liebsten zu zweit …),
schnell wieder fit sein bei man-
cherlei Alltagsbeschwerden,
etwas tun für die Schönheit von
Kopf bis Fuß – erstaunlich vielseitig und sehr hilfreich sind
die sanften Massagen mit ätherischen Ölen.

Wohltat für Körper und Seele

Berühren und berührt werden

Die tröstende Hand der Mutter auf dem Kopf des verängstigten Kindes; der liebevolle, vertraute Händedruck des Partners in einer heiklen Situation; die Hand des Freundes auf der Schulter, **Gesten der Zuwendung** die einem das Gefühl gibt, nicht allein zu sein – diese Situationen kennt jeder von uns und sehnt sich nach dieser Form der nonverbalen Kommunikation. In unserer Zeit geschieht das viel zu selten, da wir von einem Termin zum anderen hetzen, uns kaum Zeit für uns und für andere nehmen und es vielen schwerfällt, Gefühle ehrlich zu zeigen, denn das könnte ja als ein Zeichen von Schwäche ausgelegt werden ... Amüsiert beobachte ich oft das in Mode gekommene Zeremoniell, sich mit Küssen auf die Wangen zu begrüßen, wobei die Körpersprache meist große Berührungsängste verrät ... Welch ein schönes Gefühl ist es dagegen, vertrauensvoll in den Arm genommen zu werden.

Viele Menschen haben auch eine große Scheu davor, sich selbst zu berühren. Schuldgefühle aus der Kindheit tauchen auf, denn den eigenen Körper zu berühren und zu erforschen, wurde häufig mit unkeuscher Handlung in Verbindung gebracht – wie bedauerlich. Wir haben es völlig verlernt, uns selbst liebevoll zu berühren, uns selbst in den Arm zu nehmen; das heißt auch, uns anzunehmen **Uns selbst in den Arm nehmen** mit unseren Schwächen und Unzulänglichkeiten.

Mit Massagen können wir wieder einen Zugang zum Berühren finden – die vorgegebene Form hilft, die erste Scheu zu überwinden, gibt uns sozusagen die Erlaubnis.

Gehen Sie einfach auf Entdeckungsreise! Schaffen Sie sich Raum und Zeit für sich und Ihren Körper – und Sie werden erfahren, wie wohltuend das ist und wie Sie Ihren Körper ganz anders und viel bewußter wahrzunehmen lernen.

Wenn Sie Freunde oder Verwandte massieren, erleben Sie gemeinsam eine intensive Nähe, das Sich-Einlassen auf den Körperkontakt, das Geschenk der vollen Aufmerksamkeit. Lassen Sie sich auch

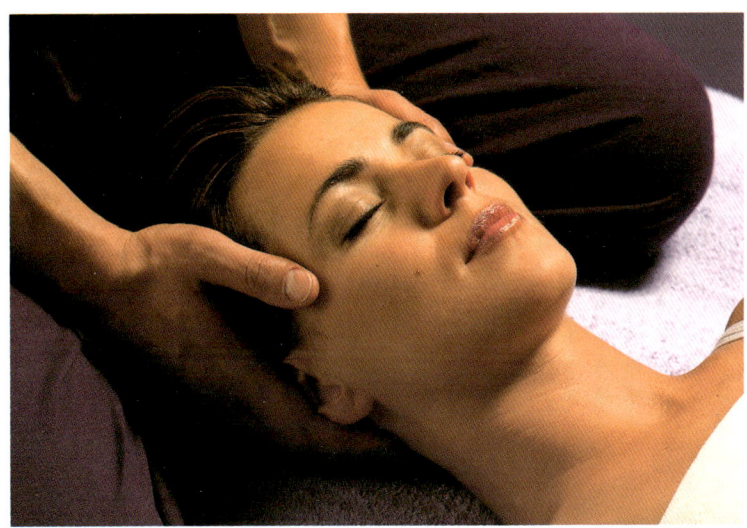

Wir sehnen uns danach und tun uns zugleich schwer damit: Nähe und Geborgenheit fehlen oft in dieser hektischen Zeit.

selbst nur von einem Menschen Ihres Vertrauens massieren, damit Sie sich gerne und leicht auf die entstehende Nähe einlassen können.

Was uns unter die Haut geht

Sicher haben Sie schon erlebt, wie eine zärtliche Berührung Sie erschauern ließ und »bis in die Zehenspitzen ging«.
Berührung geht uns – im wahrsten Sinne des Wortes – unter die Haut. Diese Eigenschaft haben auch Düfte: Sie gehen unter die Haut, berühren unser Innerstes – wenn auch auf einem ganz anderen Weg.

Düfte wirken auf die Seele Wer hat nicht mal erlebt, daß ein ganz bestimmter Duft, der ihm in die Nase stieg, unvermittelt an einen geliebten Menschen oder an ein schönes Erlebnis denken ließ. Hat Sie der Duft von Jasmin schon mal zum Träumen verführt?
Ätherische Öle bieten eine Vielfalt wunderbarer Düfte, mit denen wir unsere Gefühle, unser Wohlbefinden beeinflussen können. Denn die Duftinformationen werden in den Teil unseres Gehirns weitergeleitet, der für die Gefühle verantwortlich ist; das erklärt, warum Düfte unser Innerstes berühren und uns in Stimmung bringen. Dazu kommt, daß ätherische Öle aus heilkräftigen Wirkstoffen

bestehen, die über die Haut und die Schleimhäute aufgenommen werden und im ganzen Körper ihre wohltuende Wirkung entfalten können.

Wohlbefinden durch Aroma-Massage

So ist es ganz konsequent, sich das Wissen über die Wohltat von Berührung *und* Duft zunutze zu machen: Mit der Aroma-Massage ist Ihnen ein wunderbares Mittel in die Hand gegeben, anderen und sich selbst etwas Gutes zu tun.

Chancen und Grenzen der Selbst-behandlung

Sie können mit einfachen Massagen großes Wohlgefühl und deutliche Linderung von Alltagsbeschwerden erreichen; Sie können den von Ihnen behandelten Menschen das Gefühl von Wärme, Nähe, Zuwendung und Liebe geben.
Sie können jedoch nicht selbst Krankheitsbilder behandeln, die einerseits einer exakten Diagnose und andererseits einer sehr differenzierten Therapie bedürfen. Dies setzt eine langjährige Ausbildung und große therapeutische Erfahrung voraus.

■ Wenn Sie sich mit den Möglichkeiten der Aroma-Massage vertraut gemacht haben und sich gleichzeitig Ihrer Grenzen bewußt sind, liegt es im wahrsten Sinne des Wortes in Ihrer Hand, mit der Massage Wohlbefinden, Entspannung, Anregung und Steigerung von Energie, Sexualität, Lebensfreude und Schönheit zu bewirken.

Scheuen Sie sich nicht, »Hand anzulegen«

Massieren kann jeder, der eine ist etwas geschickter, der andere weniger. Es kann gut sein, daß Sie sich anfänglich unsicher fühlen, insbesondere, wenn Sie Ihren Partner massieren.
Sie werden jedoch in diesem Buch Schritt für Schritt zur Massage hingeführt. Wenn Sie sich auf die von mir vorgestellten einfachen Massagegriffe beschränken, werden Sie schnell Sicherheit gewinnen. Und verlassen Sie sich auf Ihr eigenes Einfühlungsvermögen – vielleicht entdecken Sie bisher verborgene Talente und neue Dimensionen in Ihrer Beziehung. Die ätherischen Öle mit ihrem wunderbaren Duft und ihren verblüffenden Wirkungen werden das Ihre dazu tun.

Massieren kann jeder

Die Tradition der duftenden Salböle

Anfänge der Aroma- Massage

In den fünfziger Jahren lernten die beiden Engländerinnen Marguerite Maury und Micheline Arcier in Frankreich bei dem französischen Arzt Dr. Jean Valnet die Aromatherapie kennen. Fasziniert von den ätherischen Ölen und deren Wirksamkeit, entwickelten sie in England eine weitere Form der Anwendung – die Aromatherapie-Massage. Bis heute ist dies die allgemein praktizierte Form der Aromatherapie in Großbritannien, für die sich mehr und mehr Therapeuten auf der ganzen Welt zu interessieren beginnen. Duftende Massagen sind aber keine Erfindung unseres Jahrhunderts, sie waren nur in Vergessenheit geraten.

Im alten Rom feierte man wahre Duftorgien

Seit über 4000 Jahren werden Massagen in unterschiedlichster Form zur Behandlung und Linderung von Beschwerden angewendet. Im alten China, in Indien, Persien, Ägypten, Griechenland und Rom kannte man die Kunst der Massage mit duftenden Salbölen.

Die sinnesfrohen Menschen der antiken Hochkulturen schmückten sich und ihre Umgebung gerne mit Blüten. Wir wissen auch, daß die Römer geradezu Blütenexzesse trieben – zu Tisch und im Schlafgemach. Da wurde der Wunsch immer stärker, den Duft der Blüten einzufangen und ihn für kultische und persönliche Anwendungen leicht verfügbar zu machen. Man erreichte das anfangs durch Auspressen, Auskochen, Trocknen und Pulverisieren, später dann, indem man den Blüten ihren Duft auch mit Hilfe von Ölen und Fetten entzog. Dies war die Geburt der parfümierten Öle und Salben.

Ölgewinnung seit über 3000 Jahren

Einen genialen Schritt zur Gewinnung des reinen ätherischen Öls taten die Araber mit der Erfindung der Wasserdampfdestillation. Damit konnten sie zum Beispiel den Rosenduft einfangen, ihn jederzeit zur Verfügung haben, einen schwunghaften Handel damit treiben und so eine regelrechte Duftkultur einleiten.

Antike Quellen berichten von wahren Duftorgien. Die »oberen Zehntausend« gaben sich einer lustvollen Aromapflege hin. Sie badeten in parfümiertem Wasser, ließen ihren Körper von schönen Mädchen und Knaben mit duftenden Ölen und Salben massieren.

Sie hüllten sich in parfümierte Kleidung und stellten Nahrungsmittel aus Blüten her. Der Phantasie waren keine Grenzen gesetzt ...
Mit dem Niedergang der antiken Hochkulturen aber verschwand auch allmählich die Kunst der wohlduftenden Körperpflege.

Späte Wiederentdeckung

Das Abendland befand sich zu dieser Zeit noch im duftkulturellen Tiefschlaf, aus dem es sehr spät erwachte. Durch die Ausrottung der weisen Frauen und Männer im Mittelalter ging das Wissen um die Wirkung der Kräuteressenzen fast gänzlich verloren und konnte sich jahrhundertelang nur als Geheimwissen halten. Mit dem Verfall des Bäderwesens zum Ende des Mittelalters und im Zuge der kirchlich verordneten Prüderie geriet schließlich auch das uralte Wissen um die wohltuende und auch heilende Wirkung der Massagen in Vergessenheit.

Das alte Wissen ging fast verloren

Erst im 18. Jahrhundert begann man im nördlichen Europa wieder, sich mehr für Düfte zu interessieren. Allerdings mußten sie zunächst einmal dafür herhalten, die unangenehmen Körperausdünstungen zu überdecken. Wasser und Seife waren nämlich unbeliebt, ja man glaubte sogar, daß die Reinigung mit Wasser krank mache. Im Jahr 1850 kommentierte ein Parlamentarier im englischen Unterhaus: »Der Tag, da eine Badewanne und ein Stück Seife an Stelle des anständigen King-James-Rosenwassers in jedem englischen Haushalt vorhanden sein werden, wird die letzte Stufe des Niedergangs des britischen Reichs ankündigen.«

Düfte gegen Gerüche

Ausgehend von den nordeuropäischen Ländern wie Schweden und Norwegen erinnerte man sich schließlich im letzten Jahrhundert auch wieder der segensreichen Anwendung der Massagen, die alsbald fester und nicht wegzudenker Bestandteil der Behandlung von akuten und chronischen Beschwerden wurden.

Heute Einsatz als Therapie

Anfang des 20. Jahrhunderts begann der Chemiker R.-M. Gattefossé als erster, sich wieder mit der Heilkraft der ätherischen Öle auseinanderzusetzen.

Die Verwendung der duftenden Öle bei der Massage setzt sich erst langsam durch, aber immer mehr Therapeuten und Laien sind angetan von dem wohltuenden Duft und der die Massage unterstützenden Heilwirkung.

Die ganzheitliche Wirkung

Die *Klassische Massage*, wie wir sie von der Behandlung durch Masseure/Masseurinnen kennen, ist eine bewährte Therapie bei vielen Beschwerden. Mit speziellen Massagetechniken wirkt sie auf den gesamten Organismus ein – auf die Haut, das Muskel- und Sehnengewebe, die Bänder, den Blutkreislauf, das Lymph- und das Nervensystem und das energetische System. Die Wirkungen entstehen wechselweise und miteinander und sind nicht voneinander zu trennen. Da diese Massageformen hochwirksam sind, sollte ihre Anwendung ausgebildeten Masseur(inn)en vorbehalten sein. Die Aroma-Massage dagegen ist ideal zur Selbsthilfe. Sie ist sanfter und unkomplizierter als die klassische Massage, obwohl wir uns einiger Griffe und Erkenntnisse der klassischen Massage bedienen. Des weiteren beziehen wir das Wissen um die Reflexzonen und Head'schen Zonen sowie die Akupunkturpunkte und die Meridiane (Seite 14) mit ein. Bei bestimmten Massagen – wie etwa der Ohrmassage – können wir diese Bereiche stimulieren.

Massage ist nicht gleich Massage

So wirkt die Aroma-Massage

Es ist kein Geheimnis, daß Massagen entspannend oder anregend auf Muskeln, Sehnen und Bänder wirken. Wieso aber können wir über das Kneten und Ausstreichen der Haut den gesamten Organismus beeinflussen? Warum kann es uns nach einer Ohrmassage insgesamt besser gehen?

Im allgemeinen machen wir uns wenig Gedanken darüber, wie unser Körper funktioniert – es sei denn, er will nicht so recht. Es kann aber faszinierend sein, sich einmal vorzustellen, wie alle Körperfunktionen zusammenhängen und zusammenwirken. Daß unser Körper überhaupt funktioniert, bewirken mehrere fein vernetzte und miteinander in Beziehung stehende Kommunikations- und Transportsysteme. Über die Aroma-Massage können wir die Funktion dieser Systeme anregen und unterstützen.

Einfluß auf den gesamten Organismus

Den »Akku« wieder aufladen

Ohne Energie kein Leben. Leben ist ein rhythmisches Gleichgewicht von Spannung und Entspannung – ein Aufladen und Ent-
laden von Energie. Unser Körper meldet durch Beschwerden, daß
dieses Gleichgewicht gestört ist.

Energetische In jedem Organismus zirkuliert eine Form von Lebenskraft. Sie
Versorgung durchdringt, fein vernetzt, jede lebende Zelle. Wir nennen sie auch
bis in Lebensenergie, die Chinesen beispielsweise bezeichnen sie als »Chi«.
die kleinste Moderne medizinische Meßverfahren beweisen die fernöstliche
Zelle Lehre, daß diese Energie in festliegenden Kanälen in bestimmte
Richtungen fließt – ähnlich dem Blut- und Lymphgefäßsystem –,
im »Meridian-System«. Es gibt demnach einen inneren Kreislauf
der Lebenskraft, der die inneren Organe und das Nervensystem ver-
bindet und energetisch versorgt; ein zweiter Kreislauf, der äußere,
fließt knapp unter der Hautoberfläche. Diese beiden Kreisläufe
sind miteinander verbunden; das erklärt, warum durch Reizung
bestimmter Bereiche der Meridiane (die Akupunkturpunkte)
innere Organe beeinflußt werden können. Dies geschieht auch
durch die Stimulierung der sogenannten Reflex- und Head'schen
Zonen (»Bücher, die weiterhelfen«, Seite 93).
Seelische Probleme, Umwelteinflüsse oder Krankheit stören den
Energiefluß. Man fühlt sich kraftlos, schlapp und »nicht gut drauf«
– der Akku ist leer. Mit einer Aroma-Massage läßt er sich wieder
aufladen: Das Massieren bringt die Energie wieder ins Fließen, die
ätherischen Öle beschleunigen dies. Und nicht zuletzt überträgt
der Massierende eigene Energie auf den anderen.

Die Lymphe in Fluß bringen

Das Lymphgefäßsystem ist ein Abflußsystem des Körpers, das im
lockeren Bindegewebe beginnt und zum venösen Blutgefäßsystem
führt. Das Lymphgefäßsystem setzt sich zusammen aus den netz- **Selbst-**
förmig angeordneten Lymphkapillaren (haarfeine Gefäße), den grö- **reinigung**
ßeren Lymphgefäßen, die in ihrem Aufbau den Venen ähnlich sind **des Körpers**
und zahlreiche Klappen besitzen, und den dazwischengeschalteten
Lymphknoten.
Haarfeine Blutgefäße geben aus dem Blut ständig Flüssigkeit in
die Zellzwischenräume ab. Diese Flüssigkeit wird über die Lymph-

gefäße abtransportiert und mit ihr auch die darin enthaltenen Stoffe. In die Lymphgefäße sind als biologische Filterstationen mehrfach hintereinander Lymphknoten eingeschaltet. Ihre Aufgabe ist es, die Lymphe zu reinigen, Fremdkörper und Bakterien durch Freßzellen unschädlich zu machen sowie weiße Blutkörperchen zu bilden.

Die in den Lymphknoten gereinigte Lymphflüssigkeit wird in das Blutkreislaufsystem zurückgeführt.

Wenn Lymphknoten geschwollen und schmerzhaft oder verhärtet sind, kann man auf einen krankhaften Prozeß im Körper schließen. Bei Organschwäche, Verletzungen der Lymphbahnen oder durch Bewegungsmangel wird die Lymphe nicht mehr richtig transportiert, und es entstehen Stauungen im Gewebe.

Entgiftung und Abwehr Durch die sanfte Massage regen Sie das Lymphgefäßsystem an: So wird das Gewebe entstaut und durch den beschleunigten Abtransport entgiftet, die Abwehrkräfte werden gesteigert durch Anregung der Antikörperbildung in den Lymphknoten. Zusätzlich bewirken Sie eine Harmonisierung des vegetativen (belebenden) Nervensystems sowie Schmerzlinderung.

Neuer Schwung für den Kreislauf

Der Blutkreislauf ist zuständig für die Versorgung des Körpers unter anderem mit Sauerstoff, Nährstoffen und Hormonen, außerdem für den Abtransport von Kohlendioxyd und Stoffwechselprodukten zu den Ausscheidungsorganen.

»Nahrung« für den Körper Durch die Massage werden im Gewebe gefäßerweiternde Substanzen freigesetzt, was zu einer besseren Durchblutung führt – sichtbar über die Rötung der Haut – und zur Aktivierung des Blutkreislaufs. Die verbesserte Durchblutung bewirkt eine erhöhte Sauerstoff- und Nährstoffversorgung des Gewebes.

Balsam fürs »Nervenkostüm«

Nachrichtenübermittlung Nerven- und Hormonsystem sind für das Zusammenspiel der Funktionen aller Körperzellen und Organe verantwortlich. Auf dem Leitungsweg der Nervenbahnen werden Informationen weitergegeben und verarbeitet. Über das Hormonsystem geht der Informationsaustausch »drahtlos« weiter: über chemische Informationsträger, die Hormone. Diese werden von den endokrinen Drüsen gebildet, über den Blutkreislauf zu allen Körperzellen transportiert und regen deren Funktionen an.

Je nach Art und Stärke der Massagegriffe können wir so über das vegetative Nervensystem Anregung oder Beruhigung fördern. Streichen wir zum Beispiel sanft über die Haut, meldet das Nervensystem dem Gehirn: Angenehm, wohltuend! – Dies löst eine hormonelle Reaktion aus, »Glückshormone« (Endorphine) und schmerzlindernde Hormone werden im Körper ausgeschüttet. Die Folge: wir entspannen uns und fühlen uns gut.

Anregung oder Entspannung – je nach Bedarf

Ätherische Öle verstärken diese Wirkung

Ätherische Öle haben die wichtige Eigenschaft, lipophil (fettlöslich) zu sein. Das bedeutet, daß sie über Haut und Schleimhaut rasch in den Körper gelangen und dort schnell ihre spezielle Wirkung entfalten können.

Von der Wirksamkeit der ätherischen Öle weiß die Erfahrungsheilkunde schon lange. Man wußte allerdings nur, *daß* etwas wirkt, aber nicht was und weshalb. Moderne wissenschaftliche Untersuchungen geben mehr und mehr Aufschluß über die Inhaltsstoffe und deren Wirkweisen.

Vielfältige Wirkweise:

● Viele ätherische Öle wirken wie Medikamente: So kann zum Beispiel Tea-Tree-Öl Krankheitserreger abtöten; Cajeputöl bringt durch seine schleimlösende Wirkung Erleichterung bei Erkältungen; manche Öle, wie etwa Rosenöl, können das Immunsystem (körpereigenes Abwehrsystem) aktivieren.

pharmazeutisch

● Die ätherischen Öle und die Träger-Öle (Seite 39) wirken pflegend, sind also eine Wohltat für unsere Haut.

pflegend

● Ätherische Öle wirken energieausgleichend – anregend oder beruhigend: Rosmarinöl etwa wird wegen seiner belebenden Wirkung geschätzt, zur Beruhigung empfiehlt sich eher Lavendelöl.

energieausgleichend

● Alle ätherischen Öle wirken über den Geruchssinn auf unsere Gefühle, unser Gedächtnis und auf das Hormonsystem. Denn die Riechschleimhaut in der Nase ist über den Riechkolben mit dem limbischen System verbunden, dem ältesten Teil unseres Gehirns, das als eine Art Schaltzentrale unser vegetatives Nervensystem steuert. – Lust statt Frust? Ylang-Ylang zum Beispiel hellt die Stimmung auf und wirkt luststeigernd.

seelisch und hormonell

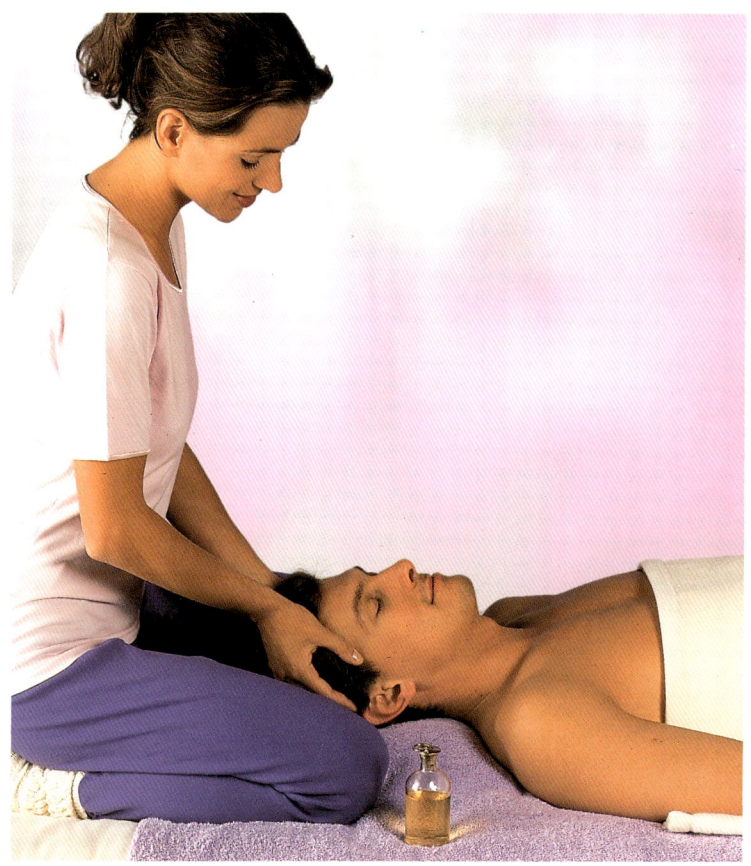

Kaum etwas ist so wohltuend für Körper und Seele wie eine sanfte, duftende Massage.

■ Mit einer Massage regen wir also Körperfunktionen an, wirken ausgleichend und entspannend auf Körper und Geist und durch die Berührung wohltuend auf die Seele.

Heilkraft für Körper und Seele Ebenso ganzheitlich wirken die ätherischen Öle: Ihre Heilkraft unterstützt auf der körperlichen Ebene die Massage und hilft, Schmerzen und Beschwerden zu lindern; auf der geistig-seelischen Ebene helfen die ätherischen Öle ebenso wie die Massage, Streß abzubauen, unser seelisches Gleichgewicht wiederherzustellen und verloren gegangene Energie zurückzugewinnen.

So steigert die Aroma-Massage unser allgemeines Wohlbefinden, stärkt unser Selbstvertrauen und gibt die Kraft, uns den täglichen Anforderungen zu stellen.

Massagen für alle Fälle

Wir meinen, nie Zeit zu haben und sind so immer im Streß. Ständiges Angespanntsein macht nervös und letztendlich sogar krank. Aber so weit muß es gar nicht kommen, wenn wir den Signalen unseres Nervenkostüms und unseres Körpers ein wenig mehr von der Aufmerksamkeit schenken, die sie verdienen. Mit mehr Selbst-Bewußtsein können wir uns die nötigen Freiräume schaffen. Unser Körper dankt es uns mit größerem Wohlbefinden, mehr Energie, gesteigerter Abwehrkraft und nicht zuletzt mit Schönheit und Ausstrahlungskraft, die von innen kommen.

Warum sollten wir uns nicht etwas Gutes tun, bevor »es weh tut«? Eine angenehme Massage mit wohlduftenden ätherischen Ölen gehört mit zu dem Besten, was wir für unseren Körper tun können – und hilft auch dann, wenn wir von Beschwerden geplagt werden.

Anregungen

Bevor ich Ihnen die Aroma-Massagen von Kopf bis Fuß vorstelle, möchte ich Ihnen auf den folgenden Seiten erst einmal Anregungen geben, wann sich gute Gelegenheiten für eine Selbst- oder Partnermassage bieten – denn möglicherweise gehören Sie ja auch zu den Menschen, die »für so was eigentlich gar keine Zeit haben«. Aber gerade im Alltag lassen sich die Massagen wunderbar anwenden, auch wenn die Zeit knapp ist. Außerdem gehe ich auf einige typische Alltagsbeschwerden näher ein, bei denen die Aroma-Massage besonders hilfreich ist, und empfehle im Bedarfsfall spezielle Ölmischungen. Bei den Massageanleitungen im dritten Teil des Buches finden Sie dann weitere Ölmischungen, die allgemein anregend, entspannend oder entschlackend wirken – je nach Bedarf und Einsatzbereich der Massage. Die von mir vorgestellten Massagen und Ölmischungen haben sich in meiner Praxis und in der Familie bewährt, sowohl vorbeugend als auch lindernd und heilend.

Wohlbefinden im Alltag

Sich Zeit nehmen für sich und andere, entspannen und nur ge-
schehen lassen, wann leisten wir uns das? Die Aroma-Massage ist
Kraft eine wunderbare Möglichkeit, auf einfache Weise und ohne viel
und Energie üben oder investieren zu müssen, schnell Streß abbauen und sich
tanken entspannen zu können. Durch die große Wirkkraft der ätherischen
Öle und der sanften Selbst- oder Partnermassage gelingt es Ihnen,
neue Kraft zu schöpfen und sich Ihren Aufgaben mit neuer Energie
zu stellen.

Guter Start in den Tag

▶ Sind Sie ein Nachtlicht und kommen morgens schwer aus
den Federn? Dann kann eine Ohrmassage mit der Morgenmuffel-   **Für Morgen-**
Mischung (Seite 50) vor dem Aufstehen Ihnen den Start in den   **muffel**
Tag erleichtern. Stellen Sie das Fläschchen ans Bett, so daß Sie es
gleich beim Aufwachen griffbereit haben.

Hilfe am Arbeitsplatz

Schnell mal zwischendurch entspannen, die Kreativität und
Konzentration wieder ankurbeln:

Schnell   ▶ Für die kleinen Durchhänger am Arbeitsplatz eignen sich
wieder fit besonders gut die Ohrmassage (Seite 50) oder eine Handmassage
(Seite 62), denn beide lassen sich relativ unauffällig durchführen.

Duftwolken im Büro ...

Wenden Sie ätherische Öle in der Duftlampe oder für eine
kleine Massage zwischendurch an, müssen Sie eventuell damit   **Wichtig**
rechnen, daß Sie bei Kollegen auf Ablehnung stoßen, denn
jeder Mensch nimmt Düfte anders wahr. Wenn Sie jedoch vorsichtig dosieren und die ätherischen Öle niemandem auf-
drängen, wird so mancher Skeptiker doch bereit sein, mit Hilfe
der Düfte ein besseres Raumklima zuzulassen oder gar durch
eine Massage seinen Alltagsstreß abzubauen.

▶ Konferenzen können sehr anstrengend sein. Dabei wird von allen Beteiligten höchste Aufmerksamkeit gefordert. Da kommt es durchaus vor, daß man zwischendurch von plötzlicher Müdigkeit **Streßfaktor** überfallen wird. Auch hier hilft eine Ohr- oder Handmassage mit **Konferenz** einer belebenden Mischung (Seite 50 oder 62). Nutzen Sie die Kaffee-Pause dafür – Sie werden dem weiteren Ablauf der Konferenz erfrischt und voll konzentriert folgen können.

▶ Sind Sie eher der Typ, der für Konferenzen etwas zur Stärkung des Selbstvertrauens braucht, dann nehmen Sie zur Ohrmassage die Angst- und Streßmischung (Seite 51) und führen die Massage am besten bereits vor der Konferenz durch.

Entspannung am Abend

Fällt es Ihnen schwer, abends nach einem arbeitsreichen Tag abzuschalten? Haben Sie nur noch den Wunsch, sich auf das Sofa zu werfen und die Füße hochzulegen? Wie verführerisch ist es doch, **Statt Fern-** den Fernseher anzuschalten, um sich abzulenken. Da passiert es **sehen** dann häufig, daß man einschläft und irgendwann völlig gerädert aufwacht.

▶ Viel wirkungsvoller und erholsamer ist es, statt zur Fernbedienung zu Ihrem vorbereiteten Massagefläschchen zu greifen und sich eine Bein- oder Fußmassage oder auch gleich beide zu gönnen. Wollen Sie aber auf das Fernsehen nicht verzichten, dann ist es auch möglich, die Fußmassage nebenbei zu machen – auf jeden Fall besser als gar nicht.

Am besten Ein heißes Fußbad vorweg regt die Durchblutung an und läßt die **mit Bad** Massage wirksamer werden.
Die beste Erholung bringt ein entspannendes Aroma-Bad mit anschließender Massage: Rühren Sie die ätherischen Öle der beruhigenden, entspannenden Mischung von Seite 80 in $1/2$ Becher Sahne statt in das Mandelöl, und geben Sie diese Mischung in ein Vollbad; nach dem Bad (nicht länger als 20 Minuten) machen Sie die Gesichts- und Kopfmassage (Seite 53) mit der passenden entspannenden Ölmischung.
Schaffen Sie sich eine schöne Raumatmosphäre, und lassen Sie sich durch nichts stören. Legen Sie Ihre Lieblingsmusik auf, und genie-

ßen Sie den Duft der ätherischen Öle und die Wohltat der Massage. Haben Sie auch noch das Glück, massiert zu werden, können Sie sich ganz dem Genießen hingeben.

Erotische Stunden zu zweit

Die wunderbarste Methode, sich näher zu kommen, ist eine Massage mit wohlduftenden ätherischen Ölen. Nehmen Sie sich Zeit für einander! Berührung entspannt, tröstet, beruhigt. Sanfte Berührung ist für unser Wohlbefinden unerläßlich. Die Haut ist das größte Organ des menschlichen Körpers – hochsensibel und immer bereit zu empfangen. Kann man seinem Partner besser zeigen, daß man ihn gern hat, als durch ein sanftes Streicheln oder eine liebevolle Umarmung? Berührung ist der »Königsweg« zum Herzen.

Berührung – der »Königs- weg« zum Herzen

Scheu überwinden

Für viele Paare ist es eine ganz neue Erfahrung, sich so bewußt so nahe zu kommen und sich so aufmerksam zu berühren, wie es bei einer zärtlichen Massage geschieht. Vielleicht müssen auch Sie erst eine gewisse Scheu überwinden. Helfen Sie sich vor der geplanten Massage über Ihre Unsicherheit mit einer entspannenden Duftlampe hinweg; auch ein gemeinsames Bad löst Anspannung und macht Lust auf mehr.

Entspannt: Duftlampe und Bad

Für die Duftlampe:
1 Tr. Neroli
1 Tr. Jasmin
5 Tr. Grapefruit
1 Tr. Vetiver.
Für ein Vollbad die gleiche Mischung in $1/2$ Becher süßer Sahne oder in 1 Teelöffel Honig verrühren.

▶ Schaffen Sie eine stimmungsvolle Raumatmosphäre: Legen Sie Ihre Lieblingsmusik auf, und sorgen Sie für angenehmes Licht. Wählen Sie zusammen die ätherischen Öle für die Massage aus, oder nehmen Sie die »sinnliche« Mischung von Seite 67. Es ist hier besonders wichtig, daß Sie beide den Duft mögen und mit ihm nur Angenehmes verbinden!

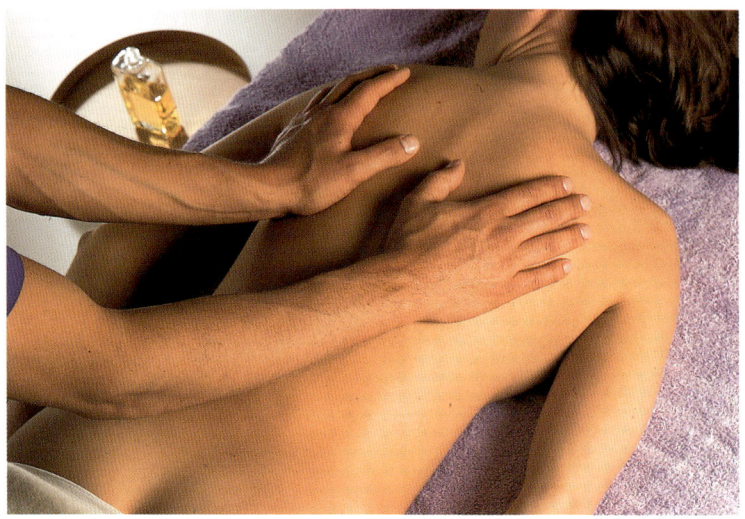

Sinnliche Entspannung pur: Rücken- und Bauch- massage.

Beginnen Sie mit einem sanften Streicheln, und beziehen Sie dabei auch die erogenen Zonen mit ein. Lassen Sie sich von Ihren Gefühlen leiten, massieren Sie mehr intuitiv, und versuchen Sie nicht, alles »richtig« zu machen. Geben Sie sich dem Duft und der Berührung hin!
Eine Massage mit wohlduftenden Ölen kann und soll die Lust auf Berührung wieder wecken oder verstärken. Beginnen Sie deshalb nicht gleich mit dem Schwierigsten und Zeitaufwendigsten, einer Ganzkörpermassage – sonst kann es passieren, daß Ihnen die Lust schnell wieder vergeht. Einen guten Einstieg in die Aroma-Massage bietet die Fußmassage mit anschließender »Indianischer Massage« (Seite 83). Sie können sich ja dann von Mal zu Mal steigern …

Einfach, aber wirkungsvoll

Fit für die Reise

Wer viel mit dem Auto unterwegs ist, kennt diese Situation: Die Augen werden müde und die Konzentration läßt nach; man glaubt, jetzt helfe nur noch eine Tasse Kaffee oder eine Zigarette. Und wieder ist wirkungsvoller als alles andere: eine Ohrmassage!

▶ Fahren Sie auf den nächsten Parkplatz, stützen Sie sich mit den Ellenbogen auf dem Lenkrad ab, und gönnen Sie sich fünf Minuten **Statt Kaffee** einer belebenden Massage (Seite 50).
Diese läßt sich genauso gut in der Bahn oder im Flugzeug durchführen. Ich habe deshalb in meinem Handgepäck immer ein kleines Fläschchen Massageöl mit dabei.

▶ Ist es für Sie im Hotel ein Problem, in dem fremden Bett einzuschlafen, dann sollten Sie außerdem eine entspannende, schlaffördernde Massageöl-Mischung (Seite 51) mitnehmen, um im Notfall lieber wiederum eine Ohrmassage durchzuführen, statt zur Schlaftablette zu greifen.   **Für erholsamen Schlaf**

Schule ohne Streß

Wie vielen ängstlichen oder nervösen Kindern könnte in der Schule geholfen werden, wenn den Pädagogen oder den Eltern die segensreiche Wirkung der ätherischen Öle bekannt wäre.

▶ Das Raum- und Arbeitsklima für die Kinder und die Pädagogen läßt sich positiv verändern mit einer Duftlampe im Klassenzimmer oder mit einer gemeinsam durchgeführten Ohrmassage – zur Förde-**Entspanntes** rung der Konzentration (»Denkmützchen«, Seite 50) oder zur Beru-**Lernen** higung (Angst und Streßmischung, Seite 51), zum Beispiel vor einer Klassenarbeit. Wie sehr dies hilft, wird mir immer wieder von einer befreundeten Grundschullehrerin bestätigt, die damit seit Jahren zum Erstaunen der Eltern große, streßfreie Lernerfolge aufweisen kann.

Für mehr oder weniger Sportliche

Muskelkater oder Muskelzerrungen können sehr schmerzhaft sein. Sie entstehen bekanntlich nach ungewohnter körperlicher Tätigkeit oder durch ungenügende Vorbereitung.

▶ Eine Aroma-Massage zur Vorbeugung und eine nach dem Sport   **Gegen** helfen zuverlässig gegen Muskelkater und Zerrungen (Muskelkater-   **Muskelkater** Öl, Seite 75). Das idealste wäre natürlich, sich den ganzen Körper massieren zu lassen. Dies ist leider ein Privileg für Profis. Aber auch mit einer Selbstmassage von Armen, Beinen, Füßen und Bauch können Sie Ihre Muskeln entspannen und Ihren Körper wieder in Schwung bringen. Die dafür notwendige Zeit sollten Sie sich gönnen, Ihr schmerzfreier Körper wird es Ihnen danken.

In der Massagepraxis

Mit eigenem Massageöl

In Massagepraxen werden üblicherweise neutrale Massageöle verwendet. Möchten Sie aber, daß für Ihre Massage Ihre ganz persönliche Ölmischung verwendet wird, müssen Sie das mit Ihrem/r Masseur/in besprechen – die meisten sind damit einverstanden. Sie sollten sie/ihn jedoch genau über die Mischung und Wirkung des Massageöls informieren.

Auch im Krankenhaus

In einigen Krankenhäusern in England und jetzt auch vermehrt bei uns in Deutschland werden ätherische Öle eingesetzt zur Verbesserung des Raumklimas und bei therapeutischen Anwendungen. Der angenehme Geruch und die Wirkkraft der ätherischen Öle lindern zudem Streß sowohl beim Pflegepersonal als auch bei den Patienten. Was können Sie aber tun, wenn das in Ihrem Krankenhaus noch nicht bekannt ist?

Bitte beachten Sie

Sie sollten bedenken, daß der Duft Ihre Zimmernachbarn stören könnte; deshalb ist es gut, dies vorher zu klären.
Zu starke Düfte können Unwohlsein und Kopfschmerzen auslösen, auch reagiert jeder Mensch anders auf Düfte – nehmen Sie darauf bitte Rücksicht.

▶ Nehmen Sie sich von zu Hause ein paar Ihrer Lieblingsöle und ein fertig gemischtes Aroma-Massageöl mit. Schaffen Sie sich Ihre individuelle Raumatmosphäre.
Benetzen Sie Ihre Handinnenfläche mit den ätherischen Ölen, und streichen Sie damit über Ihr Kopfkissen. Sie werden feststellen, daß Sie sich gleich viel wohler fühlen.

Für eine wohltuende Atmosphäre

Eine andere Möglichkeit, das Raumklima zu verbessern, ist ein Wasserschälchen mit warmem Wasser und einigen Tropfen ätherischer Öle. Duftlampen mit Kerzen sind in Krankenzimmern nicht gerne gesehen oder sogar aus Sicherheitsgründen verboten. Ein schöner

Nebeneffekt des Duftes ist, daß das Pflegepersonal, die Ärzte und auch die Verwandten gerne und länger im Zimmer verweilen. Mit einem Aroma-Massageöl können Sie sich, wenn möglich, regelmäßig eine Ohr- oder Handmassage oder bei Bedarf eine Bauchmassage (Seite 50, 62 und 66) machen. Vielleicht finden Sie auch jemanden vom Pflegepersonal, der bereit ist, eine Fußmassage (Seite 79) durchzuführen.

Die Heilung unterstützen

■ In Kliniken, die ätherische Öle einsetzen, wurde festgestellt, daß der Verbrauch an Schlaf- und Beruhigungsmitteln zurückging. Dies ist aber sicher nicht nur auf die Wirkung der ätherischen Öle, sondern auch auf die intensivere Zuwendung des Pflegepersonals zurückzuführen.

Statt Blumen ▶ Tip für Besucher: Schenken Sie statt eines Blumenstraußes eine kleine Handmassage!

Hilfe bei speziellen Beschwerden

Für Frauen

Gerade bei Frauenbeschwerden kann die Aroma-Massage von großer Hilfe sein. Immer wieder bestätigen mir meine Patientinnen, wie wohltuend die Massagen wirken – sowohl auf ihre Beschwerden als auch auf ihr allgemeines Wohlbefinden und auf ihre Psyche.

Bei Menstruationsbeschwerden

Bauchschmerzen vor oder während der Periode werden von vielen Frauen als gegeben hingenommen, und diese Einstellung wird meist an die Tochter weitergegeben. Dabei können regelmäßig durchgeführte Bauchmassagen und Massagen im Kreuzbeinbereich in dem Zeitraum vor und während der Menstruation diese krampfartigen Schmerzen im Unterleib lindern oder sogar auflösen.

Hilfe bei Schmerzen und Depression

▶ Die Rückenmassage mit schmerzlindernden und entspannenden Ölmischungen finden Sie auf Seite 69, die Bauchmassage auf

Seite 66. Da die empfohlenen Mischungen auch positiv auf die
Seele wirken, helfen sie, die depressive Stimmung aufzuhellen, die
während dieser Tage auftreten kann.

In der Schwangerschaft

Ätherische Öle und auch sanfte Aroma-Massagen können auf ganz
natürliche Weise über Beschwerden während der Schwangerschaft
hinweghelfen. Sie sollten sich jedoch mit Ihrer Hebamme oder
Ihrer/m Gynäkologin/en absprechen.

Die sanfte Aroma-Massage ist für die Zeit der Schwangerschaft, zur
Geburtsvorbereitung und bei der Geburt eine große Hilfe. Durch
die gesamte Aromaliteratur zieht sich zwar gebetsmühlenhaft der

**Ätherische
Öle richtig
dosieren**

Warnhinweis ».. . zu vermeiden bei Schwangerschaft«. Meistens
fehlt jedoch eine plausible Begründung, oder es werden keinerlei
Dosierungsangaben für die Öle gemacht. Die Dosis macht das Gift:
Niedrig dosiert sind auch in der Schwangerschaft sehr viele ätherische Öle zur äußeren Anwendung geeignet. Die von mir empfohlenen Mischungen sind absolut unbedenklich. Im übrigen wissen
Schwangere offensichtlich instinktiv, was ihnen gut tut oder scha-
den könnte, denn sie reagieren sehr empfindlich auf Gerüche und
lehnen gewisse Düfte ab oder bevorzugen andere besonders.

▶ Für Schwangere eignen sich alle im Buch angegebenen Massagen. Große Erleichterung für die stark belastete Wirbelsäule bieten
die Rücken-, Nacken- und Kopfmassagen. Sie sind bei einer fortge-
schrittenen Schwangerschaft nur im Sitzen möglich. Die bequem-
ste Sitzposition dazu ist bei der Kopf-Nacken-Massage auf Seite 61
zu sehen.

**Wohltat für
den Rücken**

▶ Am Anfang der Schwangerschaft ist gegen Übelkeit der Duft
der Zitrusöle besonders beliebt. Hier eine »Antischlecht-Mischung«
zum daran Schnuppern oder für eine Ölmischung zur Arm- oder
Beinmassage.

**Gegen die
Übelkeit**

Folgende *Grundmischung* in ein 5-ml-Braunglasfläschchen geben:
20 Tr. Mandarine
10 Tr. Bergamotte
8 Tr. Grapefruit
8 Tr. Sandelholz

Für ein Massageöl von dieser Grundmischung
5 Tr. auf 50 ml süßes Mandelöl.

Bei dicken Beinen ▶ Bei geschwollenen Beinen regt eine Fuß- und Beinmassage mit der folgenden Mischung den Lymphfluß an, wirkt entstauend und bringt so eine große Erleichterung:
50 ml Macadamianußöl
5 Tr. Zypresse
5 Tr. Lavendel
3 Tr. Wacholder

▶ Eine sanfte Bauchmassage entspannt und pflegt zugleich die stark überdehnte Haut und beugt Schwangerschaftsstreifen vor: **Pflege für die Haut**
50 ml süßes Mandelöl oder Macadamianußöl
2 Tr. Rose
5 Tr. Rosenholz
4 Tr. Litsea

▶ Die folgende Mischung ist bestens geeignet zur Geburtsvorbereitung für die Dammassage, die Ihnen Ihre Hebamme bestimmt **Für Damm-massage und Wehen** erklären und zeigen wird.
Während der Wehen oder Wehenpausen wirkt eine sanfte Massage des Bauches und des Rückens im Lendenbereich (Seite 66 und 69) mit derselben Mischung schmerzlindernd, fördert die Öffnung des Muttermundes und damit eine schnellere Geburt.
30 ml Johanniskraut- und 20 ml süßes Mandelöl
2 Tr. Rose
5 Tr. Muskatellersalbei
3 Tr. Lavendel
2 Tr. Zeder

In den Wechseljahren

Der Beginn der Wechseljahre wird für jede Frau ein anderer sein. Diese hormonelle Umstellung findet auch nicht von heute auf morgen statt, sondern vollzieht sich Schritt für Schritt. Das Ausbleiben der Periode zeigt den Beginn an. Dies führt bei vielen Frauen zu depressiven Stimmungen. Sie haben Angst, durch den Verlust der Monatsblutung auch etwas von ihrer Weiblichkeit zu verlieren.

▶ Mit einer Bauch- und einer Rückenmassage im Lendenwirbelbereich können Sie die einschlafende Hormonproduktion wieder in Schwung bringen, dadurch eventuell den Eisprung reaktivieren und auch gegen Osteoporose vorbeugen. Dazu sind die hormonanregende und die sinnliche Mischung für die Bauchmassage (Seite 67) bestens geeignet. Außerdem helfen die ätherischen Öle, das Stimmungstief zu überwinden, und führen zu mehr Selbstvertrauen, sich der Situation zu stellen. Massieren Sie morgens vor dem Aufstehen und abends vor dem Einschlafen selbst, oder lassen Sie sich – noch besser – von Ihrem Partner massieren.

Beschwerden lindern, Osteoporose vorbeugen

Für Kinder

Sanfte Baby-Massage

Eine Massage im klassischen Sinne ist bei Babys noch nicht angebracht. Die kleinen Körper sind viel zu zart und ohne Verspannungen, als daß Knetungen und ähnliches sinnvoll wären. Die »Baby-Massage«, die bei uns immer mehr Anhänger findet, kommt aus Indien und hat dort eine lange Tradition, die von den Müttern an ihre Töchter weitergegeben wird. Mit dieser Massage wird das Urbedürfnis des Säuglings nach zärtlicher Berührung, Wärme und Geborgenheit gestillt (»Bücher, die weiterhelfen«, Seite 93). Aber es ist nicht unbedingt notwendig, eine spezielle Massage zu lernen, denn eigentlich weiß jede Mutter, was ihrem Baby gut tut.

Keine Massage im klassischen Sinne

▶ Jedes Baby genießt es, wenn es nach dem Baden oder vor dem Einschlafen mit einem wohlduftenden Körperöl am ganzen Körper eingerieben wird. Tun Sie das während der ersten Lebensmonate sehr sanft: Es ist eher ein Einsalben als ein Massieren! Verlassen Sie sich ganz auf Ihr Gefühl, dann werden Sie bestimmt nichts falsch machen. Folgende Mischung ist für die Baby-Massage besonders geeignet:

Rosenduft fürs Baby

50 ml süßes Mandel- oder Macadamianußöl
1 Tr. Rosenöl
1 Tr. Palmarosa
1 Tr. Rosenholz

Bitte beachten Sie

Üben Sie bei der Massage von Säuglingen und Kleinkindern keinen großen Druck aus, da sich ihre Gelenke, ihre Muskel- und Knochenstruktur noch in der Entwicklung befinden.

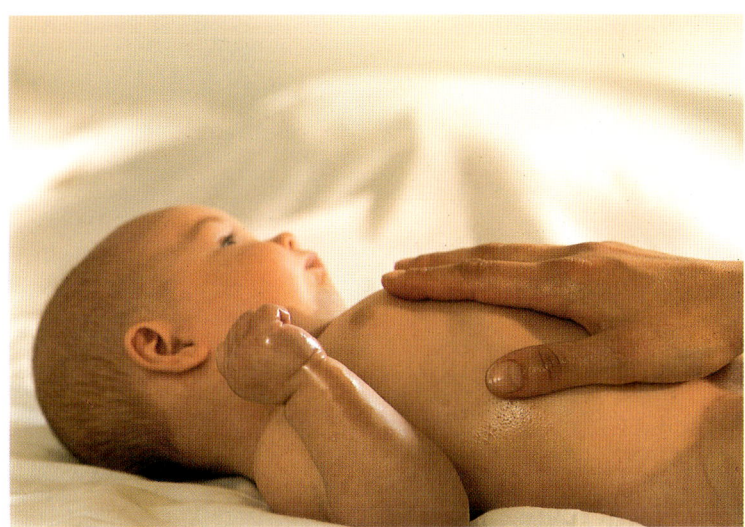

Keine richtige Massage, sondern sanftes Einsalben und Aus- streichen tun Ihrem Baby gut.

Die bösen Winde vertreiben

Wirksam gegen Blähungen

Viele Säuglinge werden von Blähungen geplagt und schreien des- halb oft stundenlang. Hier hilft eine sanfte Bauchmassage mit der Vier-Winde-Mischung (Seite 67), das pralle Bäuchlein zu ent- spannen.

Kinder brauchen viel Zuwendung

Egal welchen Alters: sie lieben es, gestreichelt oder massiert zu wer- den. Haben Kinder Kummer, so gibt es kein besseres Mittel, sie zu trösten, als mit liebevoller Berührung oder mit einer kleinen Aroma-Massage.

▶ Selbst der größte Zappelphilip kommt zur Ruhe bei einer sanf- ten Fuß-, Rücken- oder Bauchmassage vor dem Einschlafen. Hat Ihr Kind Konzentrationsstörungen, wird ihm die Ohrmassage »Denkmützchen« (Seite 50) helfen, das Denken anzuschalten und seine Wahrnehmung und Denkfähigkeit fördern. Diese Massage stößt bei Kindern auf große Begeisterung, da sie sie selbst durch- führen können und da ihre Wirkung überzeugt.

Für Schule und Schlaf

Hilfe in Pubertätskrisen

Manche Jugendliche haben eine gewisse Scheu, ihre Gefühle zu zeigen, und meiden daher jeden Körperkontakt. Sie geben sich nach außen besonders hart, um das empfindsame Pflänzchen in ihrem Inneren zu schützen.

Einen gemeinsamen Weg finden ▶ Eine entspannende Fuß- oder Rückenmassage (Seite 79 und 69) mit ätherischen Ölen – die Sie sie am besten selbst auswählen lassen – gibt Ihnen die Chance, zueinander zu finden, Verhärtungen aufzubrechen und entspannte Kommunikation wieder möglich zu machen.

Für Behinderte

Behinderung, egal welcher Art und in welchem Alter, fordert von allen Betroffenen viel Geduld, Kraft, Energie und große Zuwendung.

▶ Ein wohlduftendes Bad mit ätherischen Ölen und anschließender Rücken- oder Bauchmassage mit einer Wohlfühlmischung ist äußerst hilfreich, diese große Belastung zu meistern.
Die Aroma-Massagen wirken beruhigend, entkrampfend, stimmen friedlich, helfen Streß abzubauen und verwandeln Mutlosigkeit in Zuversicht – sowohl bei den Behinderten als auch bei ihren Betreuern. **Entspannung und Zuversicht** Ein besonderer Nebeneffekt dieser wohlduftenden Pflege ist, daß der oft eher abstoßende Körpergeruch der geistig Behinderten verschwindet und so den Betreuern die körperliche Zuwendung erleichtert wird.

Wohlfühl-Mischung In ein 5-ml-Braunglasfläschchen mit Tropfer geben Sie folgende *Grundmischung:*
10 Tr. Mandarine
10 Tr. Litsea
2 Tr. Neroli
8 Tr. Muskatellersalbei
7 Tr. Rosenholz
7 Tr. Palmarosa
6 Tr. Zeder

Von dieser Mischung geben Sie
● in die Duftlampe 5 Tropfen;
● als Badezusatz, in 1/4 Becher süßer Sahne aufgelöst, 10 Tropfen;
für Säuglinge 2 Tropfen, je nach Alter steigern von 4 auf 10 Tropfen;
● für das Massageöl die ganze Mischung in 50 ml Johanniskrautöl.

▶ Durch eine Körperbehinderung wird häufig der gesamte Kno-
chen- und Gelenkapparat fehlbelastet, und es kommt zu Muskelverspannungen, Muskelkrämpfen und Muskelverhärtungen. Hier-
für eignen sich alle Massagen mit den entsprechenden Rezepturen.

**Bei Muskel-
verspan-
nungen**

Für alte Menschen

Viele ältere Menschen fühlen sich einsam und verlassen, es fehlt
ihnen an der nötigen Zuwendung.

▶ Eine liebevolle Arm- oder Handmassage kann Brücken bauen
und das Gefühl von Wärme, Liebe und Nähe herstellen.
Besonders stimmungsaufhellend wirkt die Handmassage (Seite 62),
die jederzeit und einfach durchgeführt werden kann.
Eine große Hilfe ist es für den alten Menschen, wenn Sie ihn in die
Technik der Hand- oder Ohrmassage einweisen und auf deren
besonderen Effekt (Seite 50 und 62) aufmerksam machen; auf diese
Weise ist er nicht zu sehr auf fremde Hilfe angewiesen.

**Zuwendung
wirkt
Wunder**

▶ Mit einer entspannenden Fuß- und Beinmassage (Vorsicht bei
Krampfadern, Seite 75) können Sie so manchen ziehenden Bein-
schmerz lindern.

**Hilfe bei
Schmerzen**

Untersuchungen haben ergeben, daß mit dem Alter oft nicht nur
die Seh- oder Hörfähigkeit, sondern auch die Riechfähigkeit stark
abnimmt. Die ätherischen Öle regen den Geruchssinn wieder an
und können, da sie ja direkt und positiv auf die Gefühle wirken,
aus der oft einsetzenden Lethargie herauslocken.
Mit den ätherischen Ölen zur Raumbeduftung und dem Einsatz der
Aroma-Massageöle zur Massage oder Körperpflege kann man viel
zur Lebensqualität alter Menschen beitragen und sie so vor der Isolation bewahren. Auch, weil Angehörige und Pflegepersonal plötzlich häufiger zu Besuch kommen, weil es so gut duftet . . .

**Gegen
Lethargie
und
Isolation**

▶ Ein Sterbender braucht in der Einsamkeit seines Abschieds unsere besondere, liebevolle Zuwendung. Dies ist für alle ein schmerzhafter Prozeß. Wir werden plötzlich mit unserer eigenen Angst vor dem Tod und der Angst des Sterbenden konfrontiert und reagieren **Sterbende** meist hilflos. Die Duftlampe hilft, eine beruhigende Atmosphäre zu **begleiten** schaffen. Unsere Zuwendung mit einer sanften Hand- oder Armmassage gibt dem Sterbenden und uns selbst die Kraft, Abschied zu nehmen. Natürlich kann es keine Massage im üblichen Sinne sein, sondern ist mehr ein Ausstreichen oder Streicheln.

Für die Duftlampe:
7 Tr. Zeder
5 Tr. Lavendel
1 Tr. Rose;
für das Massage-Öl: gleiche Mischung, auf 50 ml Johanniskrautöl.

Die Grenzen der Selbstbehandlung

Die Aroma-Massage ist durch ihre ganzheitliche Wirkweise bei vielen Beschwerden eine sinnvolle Bereicherung und Ergänzung der Therapiemöglichkeiten.

● Bei vermeintlich geringfügigen Beschwerden sollten Sie jedoch darauf achten, daß diese spätestens nach drei Tagen abgeklungen sind oder nach Absetzen der Massage nicht wieder erscheinen. Sind Sie unsicher, ob eine Aroma-Massage angebracht ist, dann **Bei Un-** sollten Sie sich auf jeden Fall mit Ihrem Therapeuten absprechen. **klarheit** Bei vielen Beschwerden oder Erkrankungen können nur Arzt/Ärztin **zum Arzt!** oder Heilpraktiker/in die Ursachen klären und dann eine entsprechende Therapie durchführen.

● Aus meiner therapeutischen Erfahrung weiß ich, wie wohltuend **Massage** und stimmungshebend eine Massage mit ätherischen Ölen auch **für Schwer-** für Schwerkranke sein kann und wie sie damit einen großen Beitrag **kranke** zu ihrer Lebensqualität leistet. Hier bieten sich besonders die Ohr-, Gesichts-, Fuß- und Handmassage an.

Bei schweren Erkrankungen gilt jedoch grundsätzlich: niemals *in* das betroffene Gewebe massieren.

Massieren Sie nicht bei

Wichtig

- starken und unklaren Schmerzen
- allen Formen von akuten Entzündungen. Kühlende Umschläge mit ätherischen Ölen oder behutsame Einreibung lindern die meisten akuten Entzündungen; eine Massage aber kann zu einer Verschlimmerung der Entzündung führen
- frischen Verletzungen
- entzündlichen Hauterkrankungen
- starken Krampfadern oder einer Venenentzündung; eine Beinmassage kann eine Thrombose auslösen

Wenn Gefühle hochkommen

Durch die Massage und die Wirkung der ätherischen Öle werden Emotionen ausgelöst. Lang zurückgehaltene Gefühle, Tränen der Trauer – aber auch der Freude – können plötzlich zugelassen werden. Es kann Ihnen deshalb passieren, daß Ihre Partnerin oder Ihr Partner plötzlich zu weinen beginnt. Bleiben Sie ruhig und haben Sie keine Angst. Unterbrechen Sie die Massage und nehmen Sie Ihren Partner oder Ihre Partnerin in den Arm, oder legen Sie Ihre Hand tröstend sanft auf den Solarplexus (Magenbereich, unterhalb des Rippenbogens) oder auf die Stirn, bis der erste Ansturm vorbei ist. Anschließend massieren Sie ruhig weiter – Sie werden sehen, wie wohltuend und beruhigend die Aroma-Massage sein kann.

Zulassen und trösten

Wichtig

Psychisch labile oder instabile Personen, aber auch Personen mit starkem Anfallsleiden (Epilepsie) sollten nur von erfahrenen Therapeuten, die mit möglichen Reaktionen umgehen können, massiert werden.

Nebenwirkungen

Wenn Sie sich an meine Anweisungen und Rezepte halten und die wichtigen Hinweise (insbesondere auf Seite 42) beachten, beugen Sie unerwünschten Nebenwirkungen vor.

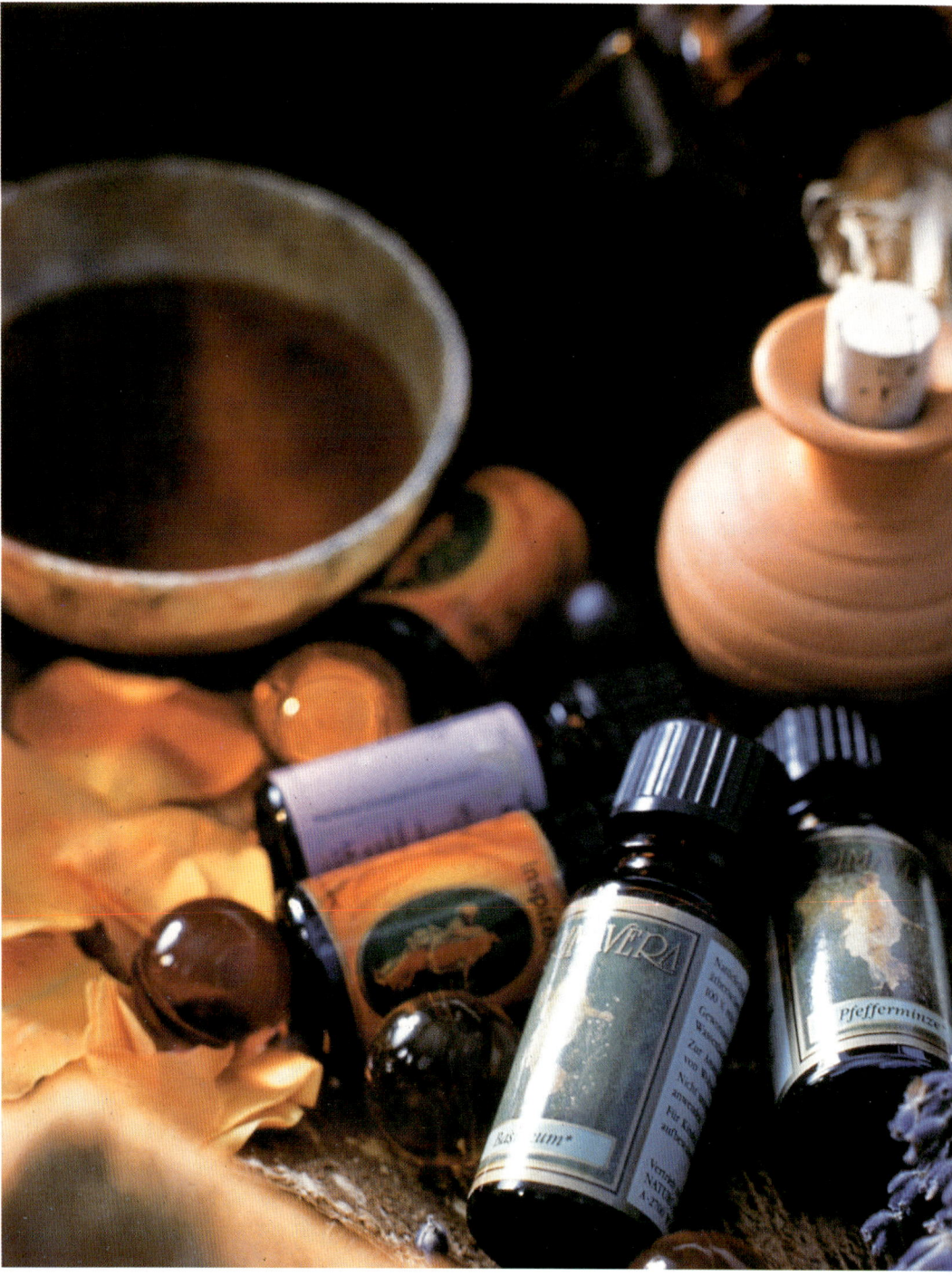

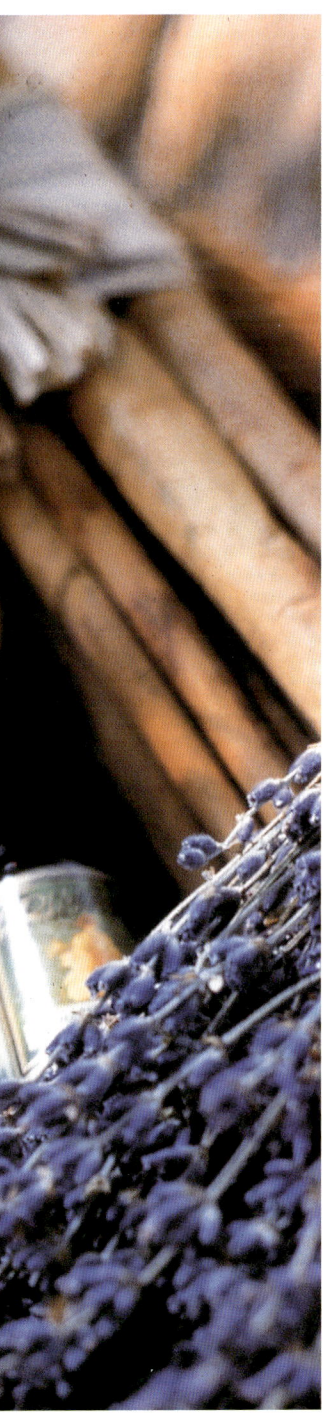

Tips für die Praxis

Damit das Massieren rundum
ein Genuß wird, finden Sie in
diesem Kapitel das notwendige
Basiswissen: Über die richtige
Auswahl der ätherischen Öle,
den Umgang mit diesen hochwirk-
samen Mitteln und über das
Mischen wohlduftender Massageöle; die Grundlagen der Aroma-
Massagetechnik mit wenigen,
einfachen Massagegriffen; dazu
Tips, wie man eine wohlige,
entspannte Atmosphäre schafft.

Das Wichtigste über ätherische Öle

Sie duften nicht nur intensiv, sie sind auch hochwirksame Heilmittel. Deshalb ist es gut, ein wenig über Qualität, Dosierung und den allgemeinen Umgang mit ätherischen Ölen zu wissen. Denn es gibt große Qualitätsunterschiede, und Sie können bei unsachgemäßem Gebrauch durchaus Nebenwirkungen verursachen.

Öl ist nicht gleich Öl

Ätherische Öle sind nicht fett

Ätherische Öle sind wohlduftende, aromatische und verschiedenfarbige Flüssigkeiten, die sich im Gegensatz zu den fetten Ölen (Seite 39) allmählich vollständig verflüchtigen: Sie hinterlassen nicht, wie beispielsweise Olivenöl, einen Fettfleck auf Papier. Ihre Konsistenz reicht von dünn bis zähflüssig – je nach Herkunft und Gewinnungsart.
In den ätherischen Ölen ist das Wesentliche, das Essentielle der Pflanzen enthalten, ihre Heilkraft und Lebensenergie. Sie

werden von der Pflanze erzeugt und in Öldrüsen gespeichert, die sich je nach Pflanze in den Blüten, den Früchten, den Samen, den Blättern, dem Holz, dem Harz, den Wurzeln und im Moos finden. Jedes Öl besteht aus verschiedenen Wirkstoffen, deren Zusammensetzung den Duft und die spezielle Heilkraft eines Öls bestimmt.

Gewonnen aus verschiedenen Pflanzenteilen

Die Gewinnung natürlicher Öle

Auf der ganzen Welt, aber hauptsächlich in den warmen Regionen, werden Duftpflanzen angebaut oder Wildwuchs geerntet und ätherische Öle gewonnen.
Erfreulich ist die Zunahme der kontrolliert-biologischen Anbaugebiete, das heißt: artgerechte Anpflanzung, weniger Belastung durch Pestizide, stärkere Kontrollen und somit bessere Qualität.
Je nachdem, aus welchen Pflanzenteilen das ätherische Öl gewonnen werden soll, gibt es unterschiedliche Gewinnungsverfahren.

Kontrolliert-biologischer Anbau

Wasserdampfdestillation

Die häufigste Gewinnungsart Die gebräuchlichste Gewinnungsart: die ätherischen Öle werden mit Hilfe von heißem Wasser oder Wasserdampf freigesetzt. Sie steigen mit dem Dampf auf, und bei seiner anschließenden Abkühlung trennen sich ätherisches Öl und Wasser, weil ätherische Öle nicht wasserlöslich sind.

Extraktion (Auszug)

Bei empfindlichen Blüten Mit Lösungsmitteln wie Butan oder benzolfreiem Hexan werden aus den empfindlichen Blüten alle löslichen Aromastoffe, ihre Farbstoffe und Wachse entzogen; das Ergebnis ist eine wachsartig-weiche Masse. Man destilliert das Lösungsmittel heraus und erhält so das dickölige, wächserne »Concrète«, durch weitere Extraktion mit Alkohol das »Absolue«.

Expression

Für Zitrusöle Die Kaltpressung ist die schonendste Gewinnung von Ölen und bei Zitrusölen üblich. Durch das Auspressen der Schalen entsteht eine Emulsion von Flüssigkeit und ätherischen Ölen, die zentrifugiert und filtriert wird; so erhält man das reine Zitrusöl.

Synthetische Öle

Nicht für Therapie geeignet Ihre Produktion ist vor allem für die (Parfüm-) Industrie interessant, sie sind aber nicht für die Therapie geeignet. Synthetische Öle beinhalten nicht alle Wirkstoffe der echten Öle, und bei der Herstellung aus der Retorte fallen chemische Nebenprodukte an, deren Einfluß auf unsere Gesundheit noch weitgehend unbekannt ist.

Tips für den Einkauf

Sicher werden Sie feststellen, daß das Angebot an ätherischen Ölen fast unüberschaubar geworden ist.
Sie fragen sich zu Recht:
● Gibt es Qualitätsunterschiede, und woran kann ich erkennen, ob es sich um eine gute Qualität handelt?
● Sind die ätherischen Öle wirklich naturrein oder nur synthetisch hergestellt?
● Sind sie gestreckt oder gepanscht?
● Sind sie aus pestizid-freiem Anbau und also weitgehend rückstandsfrei?
Ich möchte Ihnen einige wichtige Kriterien nennen, die Ihren kritischen und bewußten Umgang mit den ätherischen Ölen fördern. Dazu stehen Ihnen

Kaufen Sie kritisch!

Wichtige Herstellerangaben

Auf dem Etikett und der Preisliste eines qualitativ hochwertigen Öls sollten folgende Angaben stehen:

- 100 % reines ätherisches Öl
- deutscher und lateinischer Pflanzenname
- Angabe des Pflanzenteils, wenn Varianten möglich sind (Zimtblätter, Zimtrinde)
- Füllmenge in ml oder g
- Ursprungsland
- Gewinnungsverfahren
- bei Extraktion: Benennung des Lösungsmittels; rückstandskontrolliert?
- Qualitätsangaben, zum Beispiel: aus kontrolliert-biologischem Anbau, aus kontrolliert-biologischer Wildsammlung, aus Wildsammlung oder aus konventionellem Anbau (also mit Pestiziden behandelte Pflanzen)
- Genaue Angabe des Zusatzes und des Mischungsverhältnisses in Prozent bei zähflüssigen Ölen wie Benzoe-Siam, Mimose oder Tonkabohne, die oft mit Weingeist oder Jojoba versetzt werden, um sie anwendungsfreundlicher zu machen
- Chargennummer (Kontrollnummer)

einige Informationsquellen zur Verfügung: Die Herstellerangaben, der Preis – und Ihre Nase, denn intensives, vergleichendes Riechen hilft auch bei der Beurteilung.

Der Preis ● Qualität hat ihren Preis. Hochwertige, reine ätherische Öle sind aufwendig in der Herstellung und im Vergleich zu gepanschten oder synthetischen Ölen natürlich teurer.

● Wenn ein ätherisches Öl als »naturidentisch« oder als »Parfümöl« angeboten wird, können Sie davon ausgehen, daß es synthetisch hergestellt wurde (Seite 37).

Auf dem Markt werden synthetische Öle verkauft, die es als reines natürliches ätherisches Öl nicht gibt, zum Beispiel: Geißblatt, Grüner Apfel, Pfirsich, Lotus, Veilchenblüte, Flieder, Maiglöckchen, Fresie, Mandelblüte, Lilie, Apfelblüte. **Synthetische Ölsorten**

● Sie erhalten ätherische Öle, Trägeröle (Seite 39) und die Lichtschutzfläschchen für eigene Ölmischungen in Naturkostläden, in Naturkosmetikgeschäften und in manchen Apotheken. Kaufen Sie dort, wo Sie eine ausführliche, kompetente Beratung erhalten. **Wo kaufen?**

Öle richtig aufbewahren

Ätherische Öle sind sehr licht-, luft- und temperaturempfindlich. Deshalb müssen sie in Lichtschutz-Gläsern aufbewahrt werden. Dies können braune, blaue oder auch milchig-weiße Fläschchen sein.

Bei richtiger Aufbewahrung sind ätherische Öle über Jahre haltbar. Manche Öle reifen im **Haltbarkeit**

Lauf der Zeit, und ihr Duft wird immer besser. Eine Ausnahme bilden die Zitrusöle, die durch Auspressung gewonnen werden: sie sind nur ein bis zwei Jahre haltbar, im Kühlschrank aufbewahrt auch länger. Die anderen Öle sind bei Zimmertemperatur gut aufgehoben.

Die Trägeröle

Fette Öle als Basis

Für die Aroma-Massage benötigen Sie neben den ätherischen Ölen auch Trägeröle: Dies sind fette Öle, mit denen Sie die hochkonzentrierten ätherischen Öle verdünnen und Ihr Massageöl herstellen.

■ Ätherische Öle werden nur in Ausnahmefällen pur auf die Haut aufgetragen (wie bei der Kopfmassage mit Pfefferminzöl, Seite 57).

Geeignete Trägeröle

Es gibt eine Vielfalt von fetten Ölen, die sich als Trägeröle eignen, zum Beispiel Aprikosenkern-, Traubenkern-, Haselnuß, Sesam-, Weizenkeim-, Sonnenblumen- oder Avocado-Öl.

● Ich verwende für meine Massageölmischungen vorwiegend *Jojoba-, süßes Mandel-, Macadamianuß- und Johanniskraut-Öl*. Diese Öle wirken ausgesprochen hautpflegend und sind relativ geruchneutral.

Mehr über ihre jeweilige Wirkung in den »Steckbriefen« auf Seite 85/86.

● Achten Sie beim Einkauf unbedingt auf gute Qualität – Ihre Haut wird es Ihnen danken. Bevorzugen Sie kaltgepreßte Öle und Ölauszüge (Mazerate), aus kontrolliert-biologischem Anbau, mit Angabe des Verfallsdatums.

Wichtig: gute Qualität

● Auch die fetten Öle werden am besten lichtgeschützt und bei Zimmertemperatur aufbewahrt.

Aufbewahrung

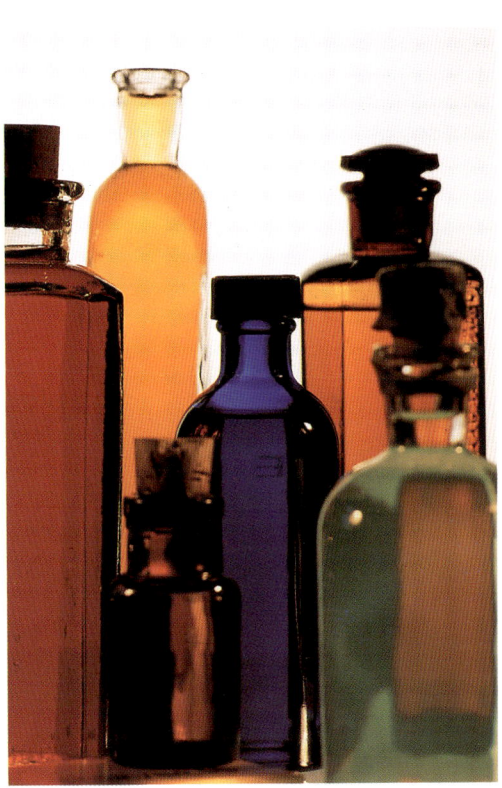

Der Weg zum passenden Massageöl

Zu allen Massagen mache ich Vorschläge für verschiedene Massageölmischungen, die die beabsichtigte Wirkung der Massage unterstützen und die sich in meiner Praxis bewährt haben. Sie können nach diesen Rezepten mischen, aber natürlich auch eigene Massageöle kreieren.

Nach Rezept oder selber mischen …

Wichtig ist, daß Ihnen der Duft gefällt und daß Sie für Ihre speziellen Bedürfnisse das Richtige finden.

Richtig mischen

Es braucht etwas Erfahrung im Umgang mit den ätherischen Ölen, um selbst wohlduftende Mischungen herstellen zu können. Deshalb sollten Sie sich **… je nach Erfahrung** als Anfänger/in besser genau an die hier im Buch vorgeschlagenen Rezepturen halten. Wenn Sie über mehr Erfahrung verfügen, können Sie Ihrer Phantasie freien Lauf lassen. Bedenken Sie aber: Wenig ist oft mehr. Ein Zuviel kann Ihre Komposition zerstören oder sogar das Gegenteil des gewünschten Effekts bewirken.

Mengenverhältnisse

● Überschreiten Sie anfangs keinesfalls die Zahl von insgesamt 20 Tropfen ätherischer Öle auf 50 ml Trägeröl.
● Für eine Einzelbehandlung reicht die Menge eines Eßlöffels Trägeröl aus. Dafür eignet sich ein kleines Schälchen oder Tellerchen, in das Sie nicht mehr als insgesamt 3 bis 5 Tropfen ätherisches Öl und das Trägeröl geben und gut miteinander verrühren.

Beachten Sie beim Selbermischen bitte einige Grundregeln:

1 Überlegen Sie vorher genau, was Sie mit der Massage und dem Öl erreichen möchten: **Absicht** Suchen Sie Entspannung, Anregung oder gezielt Linderung bestimmter Beschwerden?

2 Informieren Sie sich anhand der Steckbriefe der ätherischen Öle und der Basis-Öle (Seite 85 bis 92) über die jeweilige Wirkweise. **Wirkweise** So ist zum Beispiel Rosmarinöl nicht geeignet für eine beruhigende Massage vor dem Schlafengehen, dagegen hat es seinen Platz in einer belebenden Massagemischung.

3 Vertrauen Sie auch auf Ihre Nase und Ihr Gefühl. Denn Düfte sind eng mit Erinnerungen verbunden und werden **Dufttest** individuell empfunden. Ein ätherisches Öl, dessen Geruch Sie – oder Ihr Partner – nicht ausstehen können oder mit unangenehmen Erinnerungen verbinden, hat keinen Platz in einer Massageölmischung, die entspannend wirken soll. Versuchen Sie auch, sich die für Ihre Mischung vorgesehenen Öle im Zusammenklang vorzustellen.

Die Praxis des Mischens

Bevor Sie mit dem Mischen beginnen, stellen Sie die dazu nötigen Utensilien bereit:
Das ● ein Lichtschutzfläschchen **brauchen** in der geeigneten Größe (am **Sie** leichtesten erhältlich sind Braunglasflaschen)
● das Trägeröl
● die gewünschten ätherischen Öle
● ein Etikett zum Beschriften des Fläschchens.

▶ Wenn Sie nach meinen Rezepten mischen, tropfen Sie **Mischen** die angegebenen ätherischen **nach Rezept** Öle in das Trägeröl. Vermischen Sie die Öle und beschriften Sie das Fläschchen, wie weiter unten beschrieben.

▶ So mischen Sie sich Ihre eigene Kreation:

1 Füllen Sie das Braunglasfläschchen zu zwei Drittel mit dem Trägeröl. Nun tropfen Sie die ätherischen Öle dazu. Dosieren Sie vorsichtig (Seite 40), damit Sie den Duft nachher noch korrigieren können. Manche ätherischen Öle sind sehr dominant – 1 Tropfen auf 50 ml ist dann völlig ausreichend.

Vorsichtig dosieren!

2 Verschließen Sie das Fläschchen, und vermischen Sie die Öle, indem Sie das Fläschchen mehrmals auf den Kopf stellen oder zwischen den Handflächen rollen.

Behutsam vermischen

3 Nun kommt der spannende Augenblick – die Geruchsprobe: Benetzen Sie einen Finger mit Ihrer Mischung, und verreiben Sie diese auf dem Rücken der anderen Hand. Wenn Sie an Ihrer Komposition etwas ändern wollen, dann können Sie jetzt den einen oder anderen Tropfen ätherischen Öls hinzugeben.
Sind Sie mit dem Ergebnis zufrieden, füllen Sie das Fläschchen mit dem Trägeröl auf.

Den Duft optimieren

4 Vergessen Sie nicht, das Etikett mit den wichtigen Daten zu beschriften (Seite 42).

Das Fläschchen beschriften

Vorratsmischungen

Für Ihre ersten Versuche ist es sicher sinnvoll, die Öle nur in kleinen Mengen anzumischen (Seite 40). Auf Dauer werden Sie aber bestimmte Massagemischungen jederzeit griffbereit haben wollen. Die Mischungen werden auch harmonischer, wenn sie Zeit zum Reifen haben.

Für regelmäßige Anwendung

● Notieren Sie sich immer, welche Mischung Ihnen besonders gutgetan oder gefallen hat.

● Weil man für jede Massage nur wenig Öl braucht und weil die Haltbarkeit der Trägeröle (Seite 39) meist begrenzt ist, hat sich die Vorratshaltung in 50-ml-Fläschchen als besonders praktisch erwiesen.

Praktische Flaschengrößen

● Sehr nützlich ist es, die Fläschchen mit verschiedenfarbigen Etiketten zu versehen, zum Beispiel Rot für anregende, Grün für ausgleichende, Violett für beruhigende Mischungen. Auf diesen Etiketten notieren Sie Verwendungszweck, Rezeptur und Herstellungsdatum, eventuell auch das Haltbarkeitsdatum des Trägeröls. Damit die Schrift später nicht verwischen kann, schützen Sie das Etikett mit durchsichtigem Klebeband.

Beschriften ist wichtig

● Bewahren Sie die Fläschchen möglichst an einem lichtgeschützten, kühlen Ort auf.

Mit Vorsicht genießen

Einige Regeln zum Umgang mit den Ölen:
● Ätherische Öle sind hochkonzentrierte Stoffe, die normalerweise *nur in verdünnter Form* angewendet werden.

● Wenn Sie empfindliche Haut haben oder zu *allergischen Reaktionen* neigen, sollten Sie vor jeder Anwendung die Verträglichkeit der Mischung oder des ätherischen Öls testen. Tragen Sie dazu etwa 1 Tropfen des ätherischen Öls oder der Mischung in der Ellenbeuge auf. Zeigt sich dort eine Rötung, ist Vorsicht geboten.

● Öle mit hohem Anteil an Furocumarin (zum Beispiel Angelikaöl und Bergamotteöl, Seite 86) haben eine *photosensibilisierende Wirkung*: sie erhöhen die Lichtempfindlichkeit der Haut. Dies kann zu starker Pigmentierung (Dunkelfärbung der Haut) und zu allergisch-entzündlichen Reaktionen führen.

● Zu hohe Dosierung kann *Kopfschmerzen* hervorrufen.

● Ätherische Öle müssen immer *kindersicher* aufbewahrt werden.

● Gelangen ätherische Öle *in die Augen*, gründlich mit Wasser ausspülen! Anschließend tränken Sie ein Wattepad mit fettem Öl (Speiseöl) und wischen das Auge damit vorsichtig von außen nach innen zur Nase hin ab.

● Verwenden Sie keinesfalls *naturidentische*, also synthetische Öle für die Massagen.

● Massageölmischungen sind *nicht* zur Anwendung in der *Duftlampe* geeignet!

Vorbereitung auf die Massage

Der äußere Rahmen

Wichtig für die Wirkung

Der richtige Rahmen ist wichtig, um wirklich abschalten und sich auf eine Massage einlassen zu können. Wenn Sie im Auto oder im Büro eine Ohrmassage machen, ist es mit der Atmosphäre natürlich nicht weit her. Aber selbst dort sollten Sie versuchen, einen ruhigen Moment zu erwischen, in dem Sie Raum und Zeit für sich finden. Wenn Sie eine entspannende Selbst- oder Partnermassage zu Hause durchführen, können Sie daraus ganz bewußt ein kleines Ritual machen.

Atmosphäre schaffen

Ohne Zeitdruck und äußere Störung

● Legen Sie eine entspannende Massage nie zwischen zwei Termine, denn Zeitdruck bringt keine Entspannung.
● Suchen Sie sich einen geeigneten Behandlungsplatz aus, und lassen Sie sich durch nichts stören, weder vom Telefon (ausstecken oder Anrufbeantworter) noch vom Fernseher oder von anderen Ablenkungen.

Ein Raum zum Wohlfühlen

● Schaffen Sie eine angenehme Raumatmosphäre: Das Zimmer soll warm sein und angenehm duften – stellen Sie eine Duftlampe auf, in die Sie am besten die gleichen ätherischen Öle hineingeben, die Sie zur Massage verwenden wollen. Gedämpftes, warmes Licht, eventuell Kerzenlicht, und eine entspannende Musik tun ein Übriges fürs Wohlgefühl.

Machen Sie es sich bequem

Bereitstellen, was Sie brauchen

Für eine Selbstmassage oder eine Partnermassage im Sitzen ist die weitere Vorbereitung einfach: Sie brauchen das Massageöl, einen bequemen Platz und eventuell ein Handtuch als Unterlage.
Bei Partnermassagen im Liegen gibt es ein wenig mehr zu bedenken. Und wenn die Massage für Sie und Ihren Partner Entspannung und Freude bereiten soll, darf ihr Ablauf durch nichts gestört werden.
Treffen Sie also in Ruhe alle notwendigen Vorbereitungen:

Vorbereitung auf die Massage

Für entspanntes Liegen

● Eine Massageliege ist nicht unbedingt erforderlich. Ebensogut geht's auf dem Boden, auf einer Liege oder im Bett.

● Als Auflage brauchen Sie eine weiche Decke, darauf ein Handtuch oder Bettlaken zum Schutz vor dem fetten Massageöl, eine weitere Decke oder ein Badetuch zum Zudecken des Partners, damit er nicht auskühlt (was eine Entspannung unmöglich machen würde); wärmen Sie die Tücher eventuell auf der Heizung etwas an;

● eine Knierolle (ersatzweise kleines Kissen oder zusammengerolltes Handtuch) legen Sie bei der Rückenlage unter die Kniekehlen zur Entspannung der Bauchmuskulatur, bei der Bauchlage unter die Fußgelenke zur Entspannung der Rückenmuskulatur; ein kleines Kopfkissen ist ebenfalls angenehm;

● ein warmes Fußbad oder eine Wärmflasche helfen gegen extrem kalte Füße.

● Legen Sie sich eine Sitzunterlage zurecht, falls notwendig.

Bereiten Sie sich selbst vor

● Tragen Sie bequeme Kleidung, damit Sie sich frei und wohl fühlen. Legen Sie allen Schmuck und Ihre Uhr ab.

● Ihre Fingernägel sollten kurz sein und Ihre Hände sauber und warm. Sind sie kalt, reiben Sie sie aneinander oder halten sie unter warmes Wasser.

● Stellen Sie auf einem kleinen Tablett Ihr Massageöl bereit; es sollte immer (am besten auf dem Heizkörper) etwas vorgewärmt werden.

● Stellen Sie ein Glas Tee oder Wasser zurecht, das Ihr Partner oder Ihre Partnerin vor der Massage trinken sollte, um den Entgiftungsprozeß des Körpers zu unterstützen, der durch die Massage angeregt wird.

Massageöl und Getränk zurechtstellen

● Wollen Sie eine Rückenmassage durchführen, so sollte Ihr Partner oder Ihre Partnerin alle Kleidung, bis auf den Slip, ablegen. Bei einer Teilmassage genügt es, daß er oder sie die zu enge Kleidung lockert und nur den zu behandelnden Körperteil völlig freimacht.

Kleidung des Partners

● Suchen Sie sich nun beide eine möglichst bequeme Position, damit Sie vollkommen entspannen können.

Zur Ruhe finden

Die sorgfältigen Vorbereitungen helfen Ihnen, sich ganz auf Ihren Partner/Ihre Partnerin einzustimmen. Jetzt ist kein Platz mehr für störende Gedanken, denn Nervosität, Unruhe und Anspannung würden sich auf die Partner übertragen.

Einstimmung auf die Massage

● Bevor Sie mit der Massage beginnen, lassen Sie Ihren Partner die Augen schließen.

Kontakt aufnehmen

- Nehmen Sie nun Kontakt auf, indem Sie zum Beispiel mit beiden Händen seine Schultern für eine Weile umfassen und sich ganz auf die liebevolle Berührung und Energieübertragung einstellen.

Liebevoll massieren

Das Öl nie auf den Körper gießen

- Beginnen Sie die Massage, indem Sie das Öl sanft auf der Haut verteilen: Gießen Sie es nie direkt auf den Körper, dies würde als sehr unangenehm empfunden werden! Geben Sie das Öl erst in Ihre Hände, und verteilen Sie es dann mit beiden Händen gleichmäßig auf der zu massierenden Körperfläche.

Einfühlsam, nicht kraftvoll

- Massieren Sie langsam, in fließendem Rhythmus, gehen Sie mit Ihrem Körper in der Bewegung mit; wenden Sie keine Kraft auf, sondern setzen Sie nur Ihr Gewicht mit ein.

Und ist die Massage beendet:
- Decken Sie Ihren Partner oder Ihre Partnerin mit einer warmen Decke zu; das vermittelt

Nachruhe ist wichtig

ein Gefühl von Geborgenheit und Wärme während der etwa 15minütigen Nachruhe, die unbedingt notwendig ist.
- Vor dem Aufstehen tief durchatmen und kräftig strecken lassen, damit der Kreislauf wieder in Schwung kommt.

Grundlagen der Massagetechnik

Die Aroma-Massage basiert auf wenigen einfachen Grundtechniken: Sanftes Streichen, Kneten, Drücken und Kreisen.

Einfach und sanft

Techniken wie Hacken, Klatschen und Klopfen sind in der Aroma-Massage fehl am Platz. Sie spielen auch in der modernen klassischen Massage keine Rolle mehr.
Bevor Sie mit der Massage beginnen, sollten Sie sich mit den wenigen speziellen Techniken und deren Wirkungen vertraut machen.

Im Kontakt bleiben

Denken Sie bitte beim Massieren immer daran: Ebenso unangenehm wie kalte Hände oder kaltes Öl ist es für den Partner, wenn beide Hände gleichzeitig vom Körper genommen werden. Lösen Sie deshalb nie ganz den Kontakt zum Partner, sondern rücken Sie immer erst mit einer Hand vor und ziehen die andere Hand dann nach.

Streichen/Ausstreichen

▶ Gleiten Sie mit flachen Händen über die Haut: mit leichtem Druck, wenn Sie von peripher nach zentral

Mit leichtem Druck Richtung Herz, drucklos zurückgleiten

arbeiten (von herzfern in Richtung Herz), um Gewebsflüssigkeiten zu verschieben; umgekehrt gleiten Sie von zentral nach peripher drucklos über die Haut zurück – so vermeiden Sie, daß Sie die Flüssigkeiten, die Sie gerade nach oben verschoben haben, wieder mit zurücknehmen.
Wiederholen Sie jedes Streichen 3- bis 5mal.

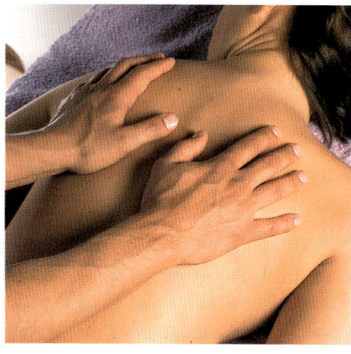

■ Und so wirkt's:
Weiträumiges, glattes Ausstreichen dient dazu, das Massageöl gleichmäßig zu verteilen, und empfiehlt sich zu Beginn, als Zwischenschritt und am Ende jeder Massage.

Anfang und Ende jeder Massage

● Kontaktaufnahme: Mit sanftem Streiche(l)n stellen Sie erst einmal den körperlichen Kontakt zwischen sich und Ihrem Partner her. Achten Sie darauf, daß dies angenehm erfolgt – also ruhig und nicht mit kalten Händen.

● Flüssigkeitsverschiebung: Sie können Gewebsflüssigkeiten, zum Beispiel Lymphflüssigkeit (Seite 14), in Bewegung bringen. Damit wird der Lymphstrom aktiviert, die Entgiftung gefördert und die körpereigene Abwehrkraft gestärkt.

Wirkung auf Lymphe und Nerven

● Reiz auf die Nervenenden: über das vegetative Nervensystem (Seite 15) geschieht eine Umstimmung in Form von Entspannung und Beruhigung.

Kneten

▶ Fassen Sie Haut und Muskelgewebe zwischen Daumen und die anderen Finger, und heben und verformen Sie das Gewebe, als wollten Sie es sanft auspressen.

Das Gewebe »auspressen«

Dies können Sie mit einer Hand machen oder mit beiden Händen wechselweise – die eine Hand drückt, die andere zieht in die Gegenrichtung (siehe Foto).

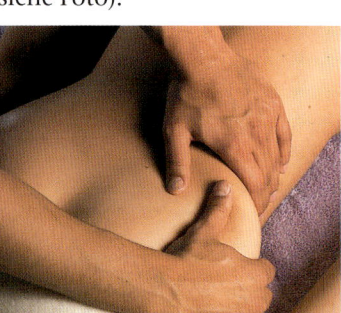

■ Und so wirkt's:

● Belebung der Muskeln: Dies erreichen Sie durch das Verformen und Auspressen des Muskelgewebes. Durch *sanfte* dehnende und knetende Massagegriffe können wir erregte Muskeln entspannen, durch *intensive* Knetungen lassen sich schlaffe Muskeln beleben.

● Verbesserte Durchblutung: Durch das Verformen und Auspressen des Muskelgewebes füllt es sich anschließend verstärkt mit Blut. Dies zeigt sich in der Rötung der Haut. Die verstärkte Durchblutung bewirkt einen verbesserten Stoffwechsel (Seite ●●).

● Beeinflussung der inneren Organe: mit den Massagegriffen setzen wir Reize, die über die Nervenbahnen auf die inneren Organe wirken.

Wirkung auf Muskeln und Organe

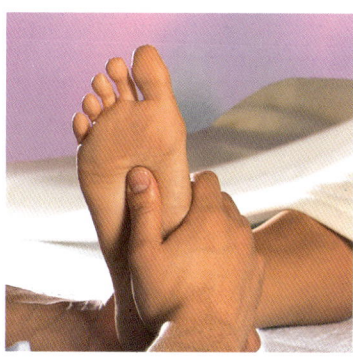

Mit dem Daumen

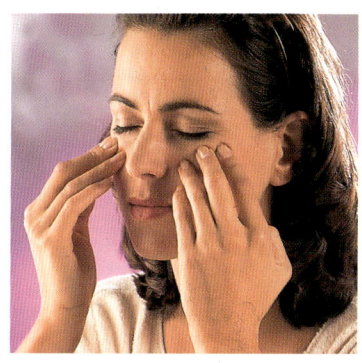

… oder mit drei Fingern

Kreisen und Drücken

▶ Ein- oder beidhändig, mit den Daumen oder mit den Fingerspitzen von Zeige-, Mittel- und Ringfinger kreisen Sie mit unterschiedlichem Druck, immer von innen nach außen – mehrfach auf der Stelle, oder aber mit weiteren oder engeren Spiralbewegungen.

Diese Form der Massage eignet sich für Körperbereiche, bei denen Knetungen nicht möglich sind oder sogar falsch wären: das sind Kopf, Gesicht, Hals, Dekolleté, Hände, Füße und der Bereich entlang der Wirbelsäule.

Punktuell oder spiralförmig

■ Und so wirkt's:

● Verbesserung der Durchblutung des Gewebes und dadurch Verbesserung der lokalen Stoffwechsellage (Seite 15);

● Schmerzlinderung (Seite 16).

Für Durchblutung und Schmerzlinderung

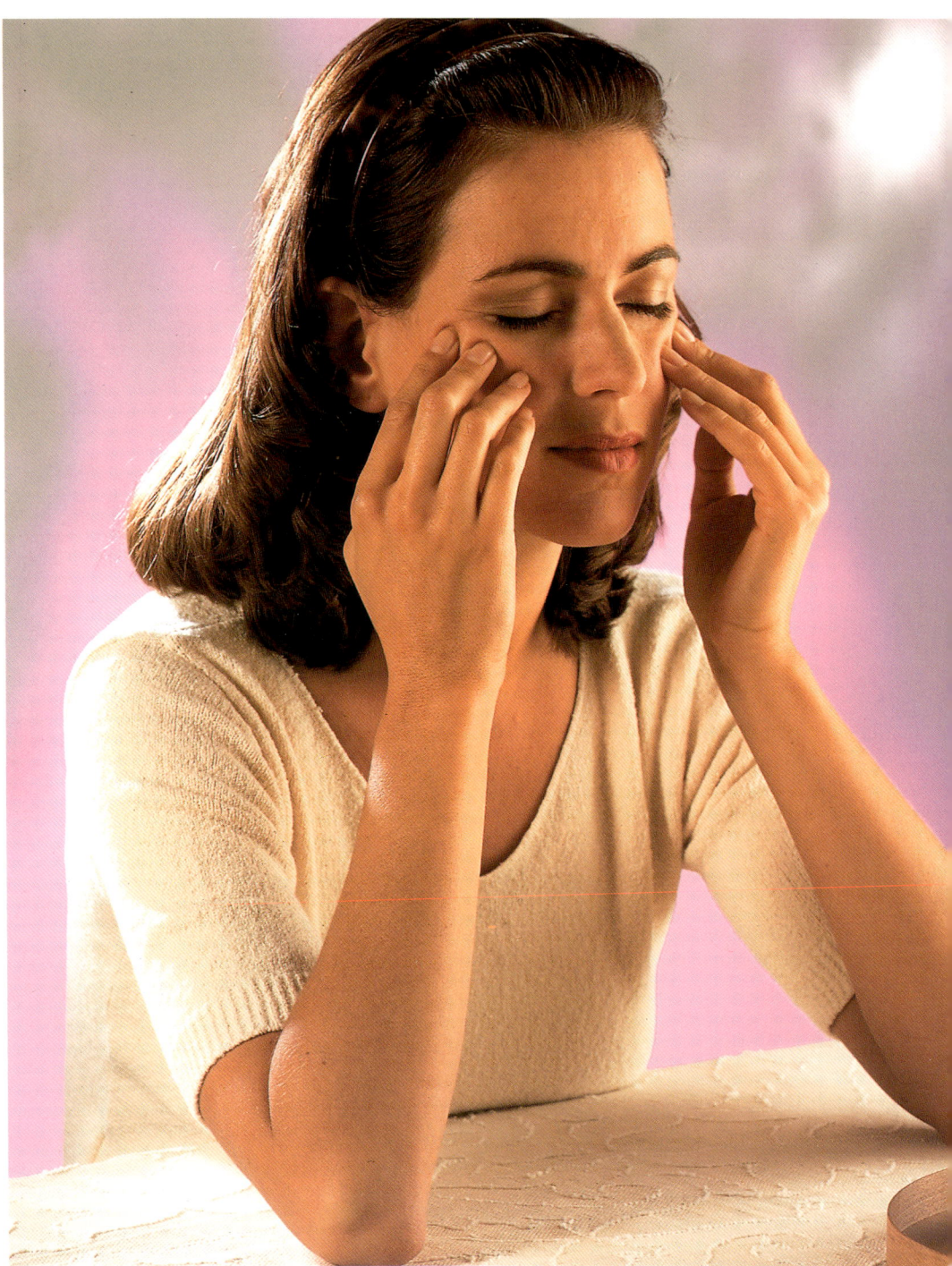

Wohltuende Massagen von Kopf bis Fuß

Gezielt massieren – Ohren, Kopf oder Hände, Rücken oder Bauch, Beine oder Füße – je nach Beschwerde oder Situation: Wie jede Teilmassage wirkt und welche Ölmischungen jeweils am besten helfen, finden Sie auf den folgenden Seiten; außerdem natürlich genaue Anleitungen zur Massage, Schritt für Schritt, für die Selbst- und für die Partnerbehandlung.

Schnelle Hilfe: Ohrmassage

Die Ohrmassage ist eine ganz einfache Massage und eignet sich ausgezeichnet als »schnelle Hilfe« für unterwegs. Sie hat den großen Vorteil, daß jeder sie jederzeit und an jedem Ort sofort durchführen kann.

In unseren Ohren befinden sich bis zu 400 wichtige Energiepunkte, die mit den Funktionen unseres gesamten Körpers und unseres Gehirns in Verbindung stehen (Seite 14). Die Akupunkturlehre veranschaulicht diese Beziehungen, indem sie die Form des Ohrs mit der eines Babys vergleicht, das in Fötushaltung mit dem Kopf nach unten liegt.

Wirkung auf Körper und Gehirn

Durch das Ausstreichen und Massieren der Ohren und die zusätzliche Wirkung der ätherischen Öle können Sie daher bei den unterschiedlichsten Beschwerden schnelle Hilfe leisten.

● Sie können ganz allgemein Ihr Wohlbefinden steigern.

● Sie regen die Denk- und Konzentrationsfähigkeit an.
In der Kinesiologie nennt man das Ausstreichen der oberen Ohrmuschel die »Denkmütze«.

Die »Denkmütze«

Ob das früher die Lehrer wußten, die unaufmerksame Schüler gerne mal an den Ohren zogen? . . .

● Haben Sie Schlafprobleme, wird eine regelmäßige Ohrmassage am Abend einen erholsamen Schlaf fördern.

● Bei Angst und Streß kann eine Ohrmassage eine große Hilfe und Stütze sein.

Bitte beachten Sie die »Grenzen der Selbstbehandlung« (Seite 32) und die allgemeinen Massageanleitungen (Seite 43 bis 47)!

Wichtig

Ölmischungen

»Denkmütze« – auch für Morgenmuffel
macht müde Geister munter, fördert die Konzentration, steigert die Denkfähigkeit:
10 ml Macadamianußöl
2 Tr. Zitrone
2 Tr. Zypresse
3 Tr. Rosmarin

Vorsicht: Diese Mischung nicht vor dem Schlafengehen anwenden, sonst können Sie möglicherweise nicht einschlafen!

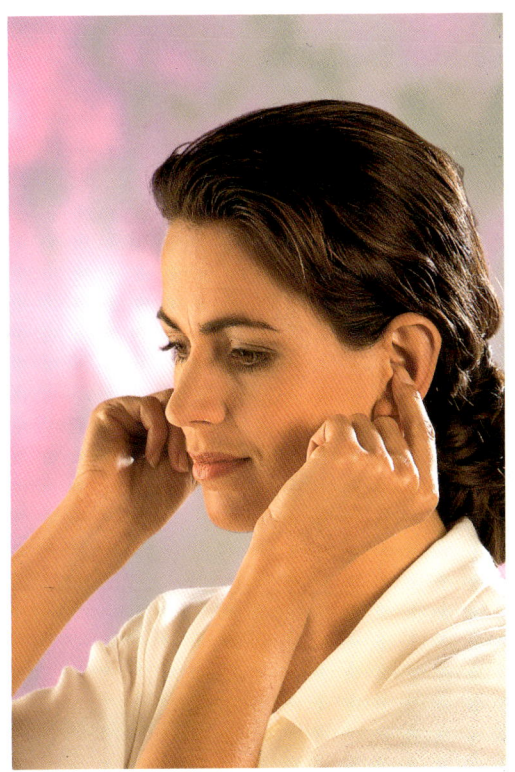

Selbstmassage Ohren

Stellen Sie das Massageöl bereit, und setzen Sie sich bequem hin. Längeres Haar sollten Sie zurückbinden, damit es nicht stört und nicht ölig wird; Ohrringe sollten Sie abnehmen. Massieren Sie beide Ohren gleichzeitig. **Die Vorbereitung**

1 Benetzen Sie Ihre Finger gut mit der Ölmischung, und verteilen Sie das Öl sorgfältig außen und innen, bis in die kleinste Krümmung der Ohrmuscheln. Nutzen Sie das Einreiben, um Ihre Ohren intensiv zu erspüren. **Das Öl verteilen**

Für erholsamen Schlaf
ausgleichend, entspannend:
30 ml Johanniskrautöl
3 Tr. Rose
7 Tr. Lavendel
5 Tr. Zeder

Hilfe bei Angst und Streß
stimmungsaufhellend, ausgleichend, stärkend:
30 ml Macadamianußöl
2 Tr. Angelika
2 Tr. Bergamotte
2 Tr. Neroli
5 Tr. Rosenholz

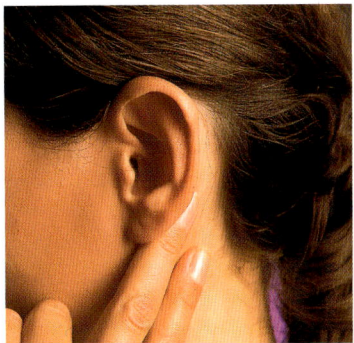

2 Setzen Sie Zeige- und Mittelfingerkuppen hinter den Ohrläppchen auf den Schädelknochen auf; massieren Sie sanft kreisend nach oben bis zum Ohrmuschelansatz. **Hinter den Ohren kreisen**

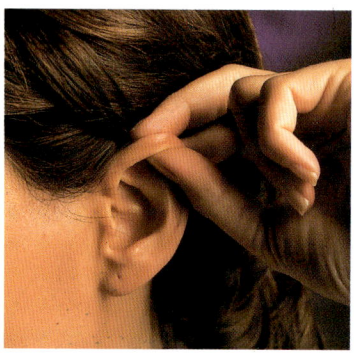

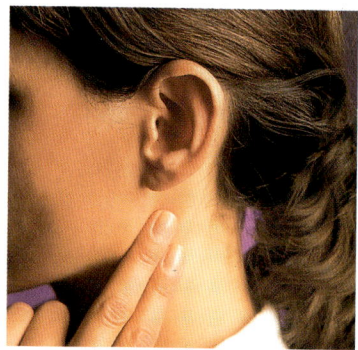

■ Führen Sie die Massageschritte 2 und 3 mindestens dreimal durch.

Die Ohrmuscheln ausstreichen

3 Nehmen Sie den oberen Teil Ihrer Ohrmuscheln kräftig zwischen die Finger – die Daumen liegen innen, Zeige- und Mittelfinger außen; ziehen Sie die Finger langsam von der Ohrmitte zum Rand. Streichen Sie so die Ohrmuscheln systematisch aus, Zug um Zug langsam nach unten zum Ohrläppchen wandernd.

4 Streichen Sie zum Abschluß sanft die Halslymphbahnen aus – beidseitig mit den Zeige-, Mittel- und Ringfingerkuppen vom Kieferwinkel zum Schlüsselbein hin.

Die Halslymphbahnen ausstreichen

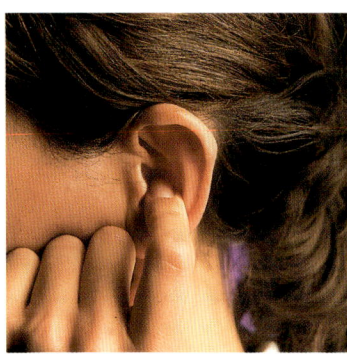

Wechseln Sie auf halber Höhe den Griff (nicht beide Hände gleichzeitig), so daß nun die Daumen außen liegen und die Zeigefinger in der Ohrmuschel.

Partnermassage Ohren

Die Ohrmassage eignet sich besonders gut als Selbstmassage, ist aber auch als Partnermassage durchführbar. Sie kann im Sitzen oder Liegen gemacht werden.
Stellen oder setzen Sie sich hinter Ihren Partner, und massieren Sie wie oben beschrieben.

Wie bei der Selbstmassage massieren

Alles Gute für den Kopf

Sind Sie verspannt? Haben Sie Kopfschmerzen, eine Erkältung, oder wollen Sie einfach nur etwas für Ihre Schönheit tun? Dann ist die Gesichts- und Kopfmasssage mit ausgesuchten ätherischen Ölen genau das Richtige für »Sie« oder »Ihn«.

So wirkt die Gesichts-massage

Wohltuend, entspannend, entstauend

- Sie wirkt sowohl entspannend auf die Gesichtsmuskulatur als auch aufhellend auf unseren seelischen Gemützustand, so daß Sie sich danach rundum wohlfühlen und dies auch sichtbar ausstrahlen. Entspannte Gesichtszüge – das Lächeln, das von innen kommt – lassen ein Gesicht immer jünger und schöner erscheinen.
- Durch die sanfte Massage erreichen Sie nicht nur, daß Ihr Gesicht gut durchblutet wird, sondern regen auch den Lymphfluß an. Alles kommt ins Fließen – eine sichtbare Entstauung des Gewebes ist die Folge.
- Und bei einer verstopften Nase oder einer Nebenhöhlenentzündung hilft es auch, wenn »alles in Fluß« kommt, denn so kann sich der zähe Schleim auflösen (spezielle Erkältungs-Mischung siehe Seite 70).

Schleim-lösend

Und so wirkt die Kopf- und Nackenmassage

Raufen wir uns nicht manchmal die Haare, wenn uns das Denken besonders schwer fällt? Dabei machen wir unbewußt genau das Richtige: eine kleine Massage zur besseren Durchblutung, für einen klaren Kopf.

Für einen entspannten, klaren Kopf

- Streß und große Konzentration führen häufig dazu, daß wir unsere Kopfhaut über die Maßen anspannen. Selbst wenn wir die Stirn in Falten legen, bedeutet das eine besondere Anspannung der Kopfhaut. Dies wird uns meist dann erst bewußt, wenn der Kopf schmerzt. Hier hilft eine Massage mit einem entspannenden Haarwasser oder mit Pfefferminzöl (Seite 57).
- Eine stark verspannte Kopfhaut kann auch eine Ursache von Haarausfall sein. Hier bringt ebenfalls eine entspannende Massage Besserung.

Gegen Haarausfall

Wichtig   Bitte beachten Sie die »Grenzen der Selbstbehandlung« (Seite 32) und die allgemeinen Massageanleitungen (Seite 43 bis 47)!

Ölmischungen

Für die Gesichtsmassage

Wohltat fürs Gesicht
anregend, entschlackend, stimmungsaufhellend:
50 ml Jojobaöl
2 Tr. Litsea
4 Tr. Palmarosa
4 Tr. Zeder

entspannend, entschlackend, stimmungsaufhellend:
50 ml Macadamianußöl
2 Tr. Neroli
1 Tr. Rosengeranie oder Rose
1 Tr. Muskatellersalbei
1 Tr. Sandelholz
1 Tr. Rosenholz

Für die Kopfmassage

Heilsame Haarwässer
belebend, erfrischend:
50 ml Pfefferminzhydrolat
(oder destilliertes Wasser)
10 Tr. Pfefferminze
4 Tr. Rosmarin

entspannend, entkrampfend:
50 ml Melissen- oder Lavendelhydrolat (oder destill. Wasser)
5 Tr. Bergamotte
1 Tr. Melisse 100 %
3 Tr. Muskatellersalbei
1 Tr. Angelika
1 Tr. Bay

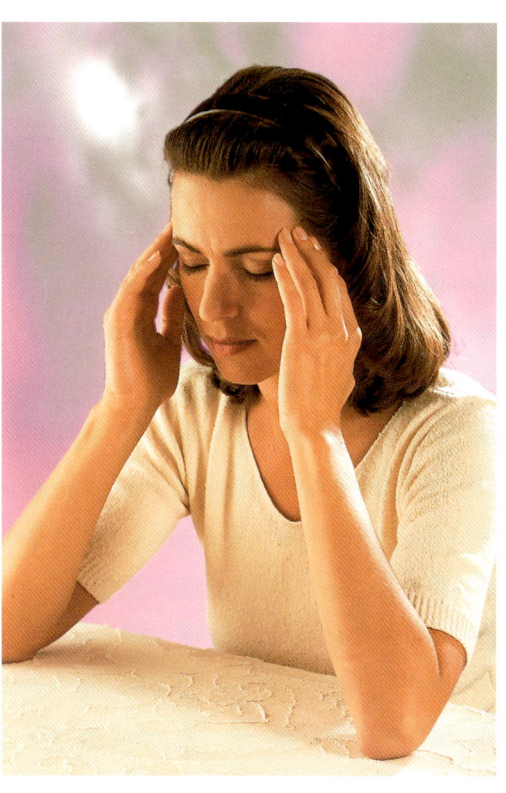

Selbstmassage Gesicht

Die Selbstmassage läßt sich am besten an einem Tisch durchführen; außerdem brauchen Sie einen bequemen Stuhl.
Stellen Sie das Massageöl bereit. Setzen Sie sich in lockerer, bequemer Haltung nah an den Tisch, die Füße etwas vorgeschoben und flach auf dem Boden. Öffnen oder lockern Sie enge Kleidung und Gürtel.

Die Vorbereitung

Das Gesicht in die Hände legen

1 Spüren Sie erst einmal, wie sich Ihr Gesicht anfühlt: Stützen Sie beide Ellenbogen auf, und legen Sie Ihr Gesicht in die Hände – die Ringfingerkuppen liegen mit leichtem Druck neben den Augenwinkeln an der Nasenwurzel. Suchen Sie sich eine möglichst bequeme Haltung, und entspannen Sie sich so etwa fünf Minuten lang.

Das Massageöl verteilen – das Gesicht ausstreichen

2 Verteilen Sie das Massageöl gleichmäßig: Benetzen Sie Ihre Handinnenflächen, und streichen Sie mit flachen Händen in fließenden Bewegungen übers Gesicht – immer von der Mitte nach außen. Streichen Sie von der Stirnmitte zu den Schläfen, von der Nasenwurzel über die Nasenflügel und Wangen zu den Ohren, vom Kinn zu den Kieferwinkeln. Setzen Sie dann Mittel- und Zeigefinger zwischen Nase und Oberlippe auf, und streichen Sie kreisförmig um den Mund zum Kinn.
Das Ausstreichen des Gesichts können Sie nach Belieben mehrmals durchführen, bis das Massageöl gut verteilt ist.

Die Stirn in kleinen

3 Beginnen Sie mit der eigentlichen Massage auf der Stirn oberhalb der Nasenwurzel – setzen Sie Zeige-, Mittel- und Ringfingerkuppen dicht nebeneinander auf, und massieren Sie sanft in kleinen Kreisen von innen nach außen, dreimal auf der Stelle, ohne zu reiben. Dann rücken Sie erst die eine, dann die andere Hand ein wenig nach außen, kreisen wieder dreimal auf der Stelle und massieren so nach und nach die gesamte Stirn bis zur Schläfe. Üben Sie beim Massieren keinen großen Druck aus, sondern lassen Sie nur das Gewicht Ihrer Hände und Ihres Kopfes zum Einsatz kommen.

Die Mittelfinger neben die Nasenwurzel legen

4 Legen Sie nun nacheinander die Mittelfingerkuppen mit leichtem Druck auf die Stelle zwischen Augenbraue und Nasenwurzel, um dort kurz zu verweilen.

Nasenflügel ausstreichen und massieren

5 Streichen Sie von dieser Stelle ausgehend mit beiden Mittelfingern zu den Nasenflügeln; massieren Sie diese dann mit den schon bekannten kreisenden Bewegungen – mit leichtem Druck, ohne zu reiben.

Die Wangen kreisend massieren

6 Massieren Sie so auch die gesamten Wangen von den Wangenknochen bis hin zum Unterkiefer und Kieferwinkel – systematisch, immer von der Mitte nach außen.

■ Wiederholen Sie die Schritte 3 bis 6 mindestens zweimal.

Das Gesicht ausklopfen

7 Als belebenden Abschluß klopfen Sie das gesamte Gesicht leicht aus – mit flach aufgelegten Zeige- und Mittelfingern, von der Mitte nach außen, sanft wie das Flügelschlagen eines Schmetterlings.

▶ Wenn Sie möchten, können Sie die Kopf- und Nackenmassage gleich anschließen.

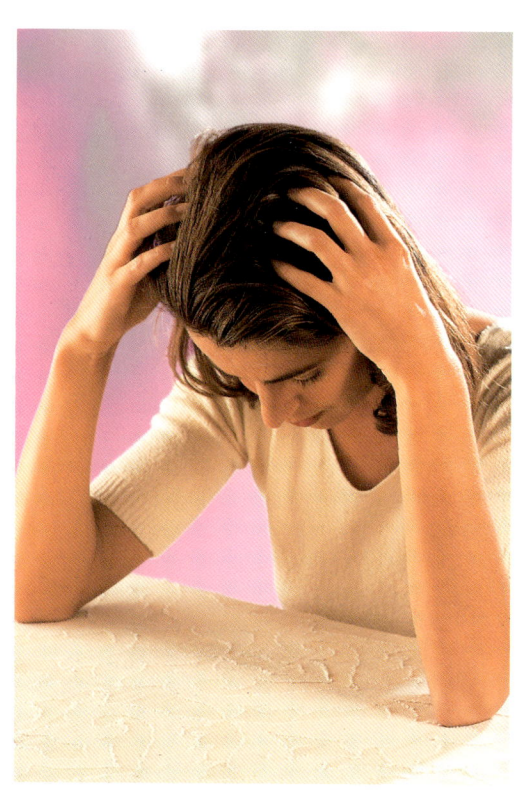

Selbstmassage Kopf und Nacken

Die Vorbereitung

Stellen Sie das Haarwasser bereit, und nehmen Sie die gleiche Haltung ein wie bei der Gesichtsmassage (Seite 54).

Das Haarwasser verteilen

1 Verteilen Sie das Haarwasser gleichmäßig auf der gesamten Kopfhaut – mit einer Pipette Strich für Strich von der Stirn und den Schläfen zum Nacken hin.

Die Kopfhaut »shampoonieren«

2 Stützen Sie die Ellenbogen bequem auf den Tisch, und massieren Sie die ganze Kopfhaut von der Stirn zum Nacken – mit allen Fingern, in kreisenden Bewegungen, so als wollten Sie die Haare shampoonieren.

3 Streichen Sie den Nacken zum Schlüsselbein hin aus – mit beiden Händen gleichzeitig, dreimal hintereinander (halten Sie immer mit einer Hand Kontakt!).

Den Nacken ausstreichen

4 Fassen Sie zum Abschluß mit beiden Händen in Ihre Haare, und ziehen Sie diese locker nach oben, ohne daran zu zerren.

An den Haaren ziehen

Pfefferminz-Massage für einen klaren Kopf

Bei dieser Variante der Kopfmassage verwenden Sie als
Haarwasser Pfefferminzöl, das
Sie pur oder verdünnt (Rezept
Seite 54) auftragen.
Bei Kopf- Es wirkt lokal kühlend und ist
schmerzen deshalb bestens geeignet zur
und Migräne Linderung von Kopfschmerzen
und Migräne.
Diese kühlende Wirkung können Sie noch verstärken:

5 Nach der Kopfmassage
(Anleitung 1 bis 4, siehe
linke Seite) reiben Sie die
Eis für gesamte Nackenpartie mit
die Nacken- einem Eiswürfel ein; an-
partie schließend wedeln Sie diesem
Bereich mit einem Fächer,
kleinen Handtuch oder einem
Stück Zeitung kalte Luft zu oder
benutzen einen Kaltluftfön.

Bitte beachten Sie:
● Eine Kopfmassage mit Pfeffer-
Wichtig minzöl sollten Sie wegen der
belebenden Wirkung nie vor
dem Schlafengehen anwenden.
● Für Kinder unter sechs Jahren
ist sie nicht geeignet; nehmen
Sie stattdessen die entspannende
Massagemischung (Seite 54).
● Vorsicht: Pfefferminzöl nicht
in die Augen bringen, da es die
Schleimhäute reizt! (Erste Hilfe
siehe Seite 42)

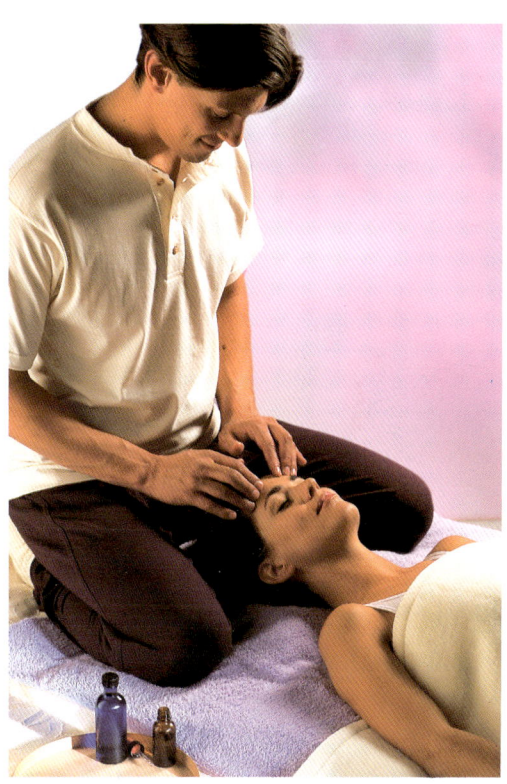

Partnermassage Gesicht

Bei dieser Massage kann der
Partner liegen oder in einem
bequemen Sessel sitzen.
Bereiten Sie alles so vor, wie   **Die Vor-**
ab Seite 43 beschrieben.   **bereitung**
Stellen Sie Massageöl (Seite 54)
und Kosmetiktücher bereit.
Ihre Partnerin oder Ihr Partner
sollte enge Kleidung lockern,
sämtlichen Schmuck und Haar-
spangen abnehmen und sich

auf den Rücken legen – die Arme neben dem Körper, die Beine nebeneinander, nicht übereinander, damit die Energie frei fließen kann.

Decken Sie Ihre/n Partner/in bis unterhalb der Schultern zu. Setzen Sie sich in der für Sie bequemsten Sitzposition an das Kopfende.

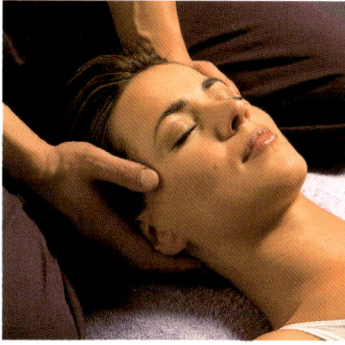

Den Kopf in die Hände nehmen

1 Lassen Sie Ihre/n Partner/in die Augen schließen. Nehmen Sie Kontakt auf, indem Sie den Kopf beschützend in beide Hände nehmen – der Hinterkopf ruht in Ihren Händen, Ihre Daumen liegen an den Schläfen. Verweilen Sie in dieser Position etwa eine Minute.

Das Öl verteilen –

2 Verteilen Sie das Massageöl gleichmäßig im Gesicht: Benetzen Sie Ihre Handinnenflächen mit dem Öl, und streichen Sie mit flachen Händen in fließenden Bewegungen, immer von der Mitte nach außen.

Streichen Sie von der Stirnmitte zu den Schläfen, dann von der Nasenwurzel über die Nasenflügel und Wangen zu den Ohren.

– und das Gesicht ausstreichen

Nehmen Sie das Kinn zwischen die Finger, und streichen Sie die gesamte Kinnpartie zu den Kieferwinkeln aus. Setzen Sie nun Mittel- und Zeigefinger über der Oberlippe auf, und ziehen Sie sanfte Kreise um den Mund. Wiederholen Sie die Streichungen, bis das Öl gut verteilt ist.

3 Beginnen Sie mit der eigentlichen Massage auf der Stirn oberhalb der Nasenwurzel: Setzen Sie Zeige-, Mittel- und Ringfingerkuppen dicht nebeneinander auf, und kreisen Sie behutsam dreimal auf der Stelle, von innen nach außen; dabei wird die Haut nicht gerieben, sondern nur sanft verschoben.

Die Stirn in kleinen Kreisen massieren

Üben Sie keinen großen Druck aus, sondern lassen Sie nur das Gewicht Ihrer Hände zum Einsatz kommen. Dann rücken Sie erst die eine, dann die andere Hand ein wenig nach außen (nie beide Hände gleichzeitig lösen), kreisen wieder dreimal auf der Stelle und massieren so nach und nach die gesamte Stirn bis zur Schläfe.

Die Mittel-finger neben die Nasen-wurzel legen.

4 Legen Sie die Mittelfinger-kuppen mit leichtem Druck auf die Stelle zwischen Augen-braue und Nasenwurzel, um dort kurz zu verweilen.

Die Nasen-flügel aus-streichen und mas-sieren

5 Streichen Sie von dieser Stelle ausgehend mit beiden Fingern zu den Nasenflügeln; massieren Sie diese dann mit dem schon bekannten behut-samen Kreisen (Schritt 3).

Die Wangen kreisend massieren

6 Massieren Sie im Anschluß ebenso die gesamten Wan-gen von den Wangenknochen bis zum Unterkiefer und Kieferwinkel – systematisch, immer von der Mitte nach außen.

■ Wiederholen Sie die Schritte 3 bis 6 mindestens zweimal.

Das Gesicht ausstreichen; den Kopf halten

7 Streichen Sie zum Abschluß das Gesicht mit beiden fla-chen Händen von der Nasen-spitze zu den Ohren aus, und halten Sie den Kopf wieder so wie bei Schritt 1.
Tupfen Sie dann das über-schüssige Öl auf dem Gesicht mit einem Kosmetiktuch ab.

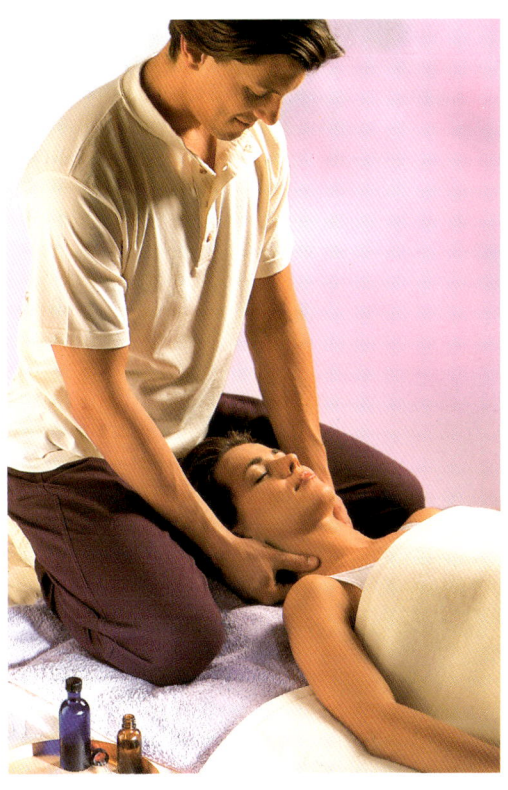

Partnermassage Kopf und Nacken

Die Kopf- und Nackenmassage können Sie anschließend an die gerade beschriebene Gesichts-massage durchführen, aber ebenso als eigenständige Mas-sage, wenn es schnell gehen soll, etwa unterwegs; besonders empfehlenswert ist dafür die Kopfmassage mit Pfefferminzöl (Seite 57).

Mit oder ohne Gesichts-massage

Alles Gute für den Kopf

Die Vorbereitung

Neben dem Massageöl brauchen Sie nun noch ein Haarwasser (Seite 54).
Entfernen Sie nach Abschluß der Gesichtsmassage das Kissen unter dem Kopf, und legen Sie ein Handtuch unter.
Streichen Sie langes Haar aus dem Nacken nach oben.

Das Öl verteilen

1 Geben Sie etwas Massageöl in Ihre Hände, und verteilen Sie es gleichmäßig auf dem Nacken bis zu den Schultern.
Sie können das Dekolleté mit einbeziehen: Streichen Sie es mehrmals vom Brustbein zu den Achselhöhlen hin aus – sanft, mit flachen Händen.

Den Nacken kreisend massieren und ausstreichen

2 Massieren Sie den Nacken von unten nach oben: Nehmen Sie ihn in beide Hände, und massieren Sie mit den Fingerkuppen, in kreisenden Bewegungen, mit leichtem Druck und Zug – beidseits der Halswirbelsäule hoch zum Hinterhaupt.
Streichen Sie anschließend mit flachen Händen den Nacken nach unten hin aus.
Wiederholen Sie das Ganze noch zweimal.

Das Haarwasser verteilen

3 Verteilen Sie das Haarwasser auf der gesamten Kopfhaut – mit einer Pipette gleichmäßig Strich neben Strich von der Stirn und den Schläfen zum Nacken.

Den Kopf »kämmen«

4 Setzen Sie alle zehn Fingerkuppen auf die Kopfhaut auf, und benutzen Sie Ihre Finger wie einen Kamm: fahren Sie drei- bis fünfmal von der Stirn bis zum Nacken durch die Haare.

Die Kopfhaut »shampoonieren«

5 »Shampoonieren« Sie mit allen Fingerkuppen den Kopf: in kreisenden Bewegungen, von der Stirn und den Schläfen zum Nacken.
Massieren Sie so den gesamten Ober- und Hinterkopf mindestens drei- bis fünfmal.

An den Haaren ziehen

6 Zum Abschluß greifen Sie mit Ihren Fingern in das Haar und ziehen mehrmals daran – leicht schwingend, kräftig, aber ohne zu reißen.

Bitte beachten Sie

Vorsicht bei schmerzhaften Verspannungen im Bereich des Dreiecks Schulter-Nacken-Kopf! In diesem Bereich läßt sich der hintere obere Rand der ersten Rippe ertasten. Diese meist sehr druck- und schmerzempfindliche Stelle wird oft fälschlicherweise für eine Muskelverhärtung gehalten. Wenn Sie hier mit Druck massieren, verschaffen Sie Ihrem Partner keine Erleichterung, sondern Schmerzen!

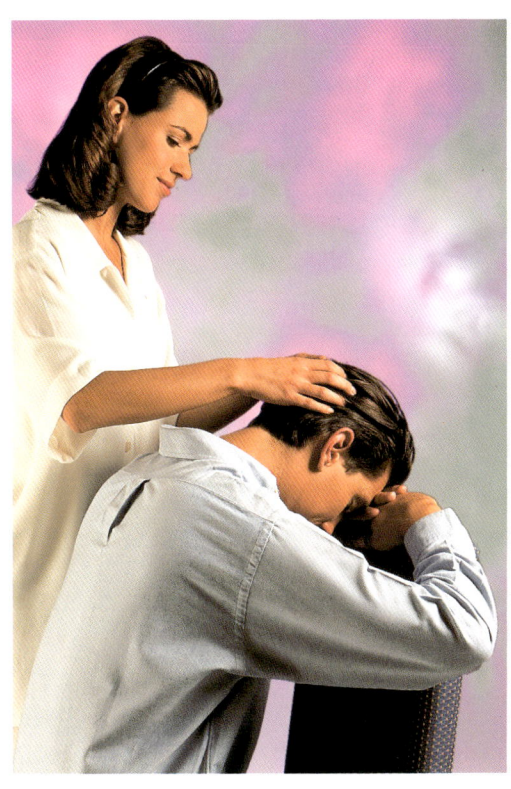

Schnelle Partnermassage für Kopf und Nacken

Hier die Kurzform der Massage, die sich schnell einmal einschieben läßt und bei Anspannung und Kopfschmerz eine große Wohltat ist.

Die Vorbereitung Stellen Sie Haarwasser und Massageöl (Seite 54) bereit. Sie benötigen einen Stuhl mit ausreichend hoher Rückenlehne, auf dem Sie Ihren Partner mit dem Gesicht zur Lehne Platz nehmen lassen.
Der Partner legt beide Unterarme übereinander auf den oberen Rand der Rückenlehne und läßt seine Stirn darauf ruhen. Er nimmt eine lockere Sitzhaltung ein, mit leicht angewinkelten Beinen, seine Füße haben guten Kontakt zum Boden. Sie stellen sich hinter ihn oder seitlich.

1 Verteilen Sie das Haarwasser mit einer Pipette gleichmäßig auf der gesamten Kopfhaut – Strich neben Strich von der Stirn und den Schläfen zum Nacken. **Das Haarwasser verteilen**

2 Massieren Sie die Kopfhaut mit kreisenden Bewegungen von der Stirn zum Nacken, so als wollten Sie die Haare shampoonieren. Wiederholen Sie dies noch mindestens zweimal. **Die Kopfhaut »shampoonieren**

3 Lassen Sie Ihre rechte Hand im Nacken ruhen, und streichen Sie mit den Fingern der linken Hand von der Stirn zum Nacken mehrmals die gesamte Kopfhaut aus. **Die Kopfhaut ausstreichen**

4 Zum Abschluß greifen Sie mit allen Fingern in das Haar und ziehen mehrmals daran – leicht schwingend, kräftig, aber ohne zu reißen. **An den Haaren ziehen**

Anregung über die Hände

Leisten Sie sich den Luxus einer Handmassage mit ätherischen Ölen zwischendurch – sie ist **Hilfreich** bemerkenswert hilfreich für **in jeder** jede Lebenssituation. Sie läßt **Lebens-** sich leicht, schnell und fast **situation** überall durchführen. Selbst wenn Sie nur wenige Minuten Zeit haben: massieren Sie Ihre Hände, die ein wunderbares Werkzeug sind und deshalb unserer besonderen Pflege und Beachtung bedürfen.

● In den Händen befinden sich wichtige Reflexzonen (Seite 14). **Den Energie-** Mit einer Handmassage können **fluß anregen** Sie deshalb den Energiefluß anregen und so dem ganzen Körper Gutes tun. Sie werden sich gleich wieder frisch und lebendig fühlen.

● Sie können so auch bestimmte Bereiche im Gehirn stimu- **Die Fein-** lieren und eine Steigerung der **motorik** Feinmotorik erreichen. Dies ist **bessern** besonders hilfreich für Menschen, die durch Unfall oder Krankheit geschädigt wurden.

Wichtig Bitte beachten Sie die »Grenzen der Selbstbehandlung« (Seite 32) und die allgemeinen Massageanleitungen (Seite 43 bis 47)!

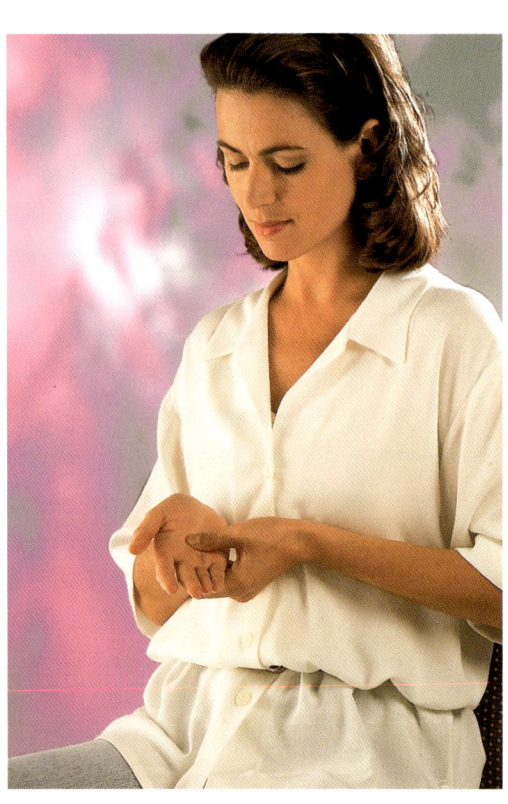

Ölmischung

Energiequell Hände
entspannend, belebend: **Erstaunlich**
30 ml süßes Mandelöl **wirksam**
4 Tr. Litsea
2 Tr. Angelika
2 Tr. Rosmarin

Selbstmassage Hände

**Die Vor-
bereitung**

Stellen Sie das Massageöl bereit, setzen Sie sich bequem hin. Bevor Sie mit der Massage beginnen, legen Sie die Hände aneinander und falten sie wie zum Gebet. Das beruhigt und hilft Ihnen, Ihre Hände bewußt wahrzunehmen.
Massieren Sie die linke Hand (wenn Sie Rechtshänder sind) zuerst.

**Das Öl
verteilen**

1 Geben Sie ein wenig Öl in Ihre rechte Hand, und reiben Sie die linke Hand gründlich damit ein – das Handgelenk, die Handinnen- und Außenfläche und alle Finger.

**Die Hand-
fläche
kreisend
massieren**

2 Legen Sie die linke Hand so in die rechte, daß Sie mit dem Daumen die Handinnenfläche massieren können. Beginnen Sie außen am unteren Rand des Handtellers, und kreisen Sie mit dem Daumen unter leichtem Druck – als wollten Sie die Hand durchkneten. Arbeiten Sie die gesamte Handfläche systematisch von der Handwurzel zu den Fingern durch.

**Jeden Finger
kneten**

3 Kneten Sie so auch jeden einzelnen Finger sanft, am kleinen Finger beginnend –

vom Handteller zur Fingerspitze hin kreisend kneten, zurück ausstreichen.

4 Zum Abschluß streifen Sie mit Daumen, Zeige- und Ringfinger die gesamte Hand zu den Fingerspitzen aus.

**Die Hand
austreichen**

Partnermassage Hände und Arme

Bei der Partnermassage können Sie die Handmassage mit ihrer anregenden, belebenden Wirkung durch eine Armmassage sinnvoll ergänzen.
● Bei Muskelverspannungen durch Überbelastung und bei Schmerzen in den Armen und Schultern wirkt diese Massage entspannend und wohltuend.

**Hilft bei
Schmerzen**

Sie läßt sich zu Hause, im Hotel, aber auch im Krankenhaus gut durchführen. Besonders entspannend wirkt sie übrigens im Liegen, im Alltag ist es aber praktischer, dabei zu sitzen. Stellen Sie das Massageöl bereit und zwei bequeme Stühle. Nehmen Sie beide eine möglichst entspannte Sitzhaltung ein. Ihr Partner oder Ihre Partnerin muß beide Arme bis einschließlich Schulter freimachen.

**Die Vor-
bereitung**

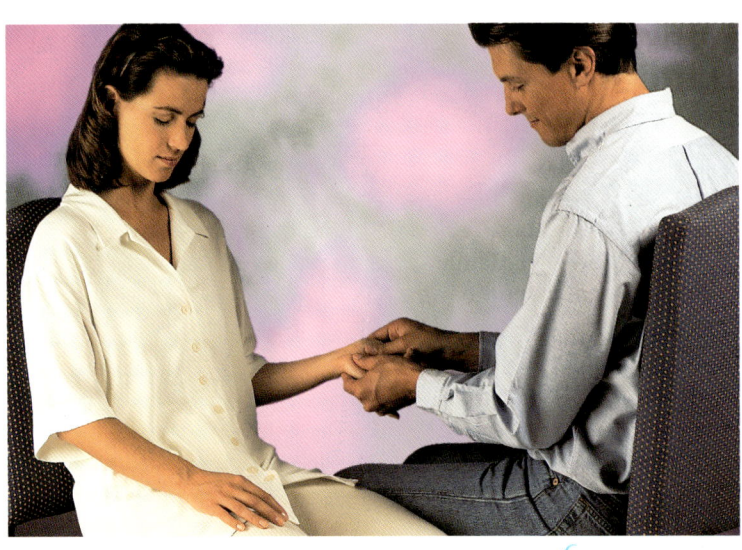

Die Hand halten

1 Bevor Sie mit der Massage beginnen, sollten Sie die Hand des Partners erst einmal in beide Hände nehmen, um eine vertrauensvolle Verbindung zu schaffen.

Das Öl verteilen

2 Geben Sie etwas Massageöl in Ihre Hände, und reiben Sie damit die gesamte Hand und das Handgelenk ein.

Den Arm ausstreichen

3 Ergreifen Sie die Hand wie zur Begrüßung. Streichen Sie die Außenseite des Arms einschließlich der Schulter von unten nach oben aus – mit der flachen linken Hand und mit leichtem Druck. Auf der Innenseite streichen Sie *sanft* wieder nach unten zurück.
Wiederholen Sie das zweimal.

Dann streichen Sie umgekehrt erst die Arminnenseite von unten nach oben mit leichtem Druck aus und auf der Außenseite sanft zurück – dreimal.

4 Massieren Sie den Arm zum Herzen hin – erst innen, dann außen: Umfassen Sie den Unterarm, und massieren Sie mit dem Daumen in leicht kreisenden und knetenden Bewegungen – vom Handgelenk bis zur Achsel; streichen Sie mit der flachen Hand zum Handgelenk zurück.
Vorsicht: Üben Sie keinen Druck rund um den Ellenbogen und an der Innenseite des Oberarms aus, da dort empfindliche Gefäß- und Nervengeflechte verlaufen.

Den Arm kreisend und knetend massieren

■ Wiederholen Sie die gesamte Armmassage zweimal, und beginnen Sie dann, ohne den Kontakt zu lösen, mit der Handmassage.

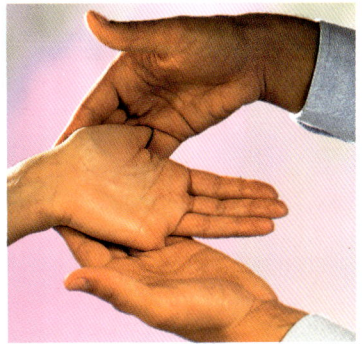

Den Handrücken kreisend und knetend massieren

5 Fixieren Sie die Hand, indem Sie den Daumen und den kleinen Finger Ihres Partners zwischen die kleinen Finger und Ringfinger Ihrer Hände klemmen – so wie auf dem Foto rechts zu sehen, nur ist Ihnen zunächst einmal der Handrücken des Partners zugewandt. Massieren Sie mit beiden Daumen den gesamten Handrücken – sanft kreisend und knetend: Beginnen Sie am Fingeransatz (Grundgelenk) des kleinen Fingers und des Daumens, massieren Sie die Muskulatur bis zum Handgelenk, und streichen Sie dann wieder zu den Fingern hin aus.
So arbeiten Sie die gesamte Hand von außen nach innen durch.

Jeden Finger kneten

6 Umfassen Sie mit einer Hand das Handgelenk. Massieren Sie mit der anderen Hand jeden einzelnen Finger durch; beginnen Sie mit dem kleinen Finger: Mit Daumen und Zeigefinger kneten Sie von der Fingerspitze bis zum Grundgelenk und streichen wieder zu den Fingerspitzen hin aus.

7 Nun ist die Handinnenfläche an der Reihe. Fixieren Sie die Hand, indem Sie wieder den Daumen und den kleinen Finger Ihres Partners zwischen die kleinen Finger und Ringfinger Ihrer Hände klemmen: Sie haben jetzt die beste Position, um mit Ihren Daumen die gesamte Handinnenfläche kreisend und sanft knetend zu massieren.

Die Handfläche massieren

8 Massieren Sie die Finger wieder in gleicher Weise wie bei Schritt 6.

Jeden Finger kneten

9 Nehmen Sie zum Abschluß die Hand Ihres Partners zwischen Ihre Hände, und streichen Sie sie mit beiden Handflächen zu den Fingerspitzen hin aus.

Die Hand ausstreichen

Sanftes für den Bauch

Wenn der Bauch schmerzt, dann braucht er dringend Zuwendung. Bauchschmerzen können die verschiedensten Ursachen haben.

Hilfe bei Bauch-schmerzen

● Bei Verdauungsbeschwerden wie Verstopfung, Blähungen und Bauchkrämpfen fördert eine Bauchmassage die Durchblutung, die Darm-tätigkeit und löst damit Ver-krampfungen.

● Häufig sind Bauchschmerzen oder Übelkeit Ausdruck seeli-scher Belastungen – wenn einem »etwas im Magen liegt«; eine sanfte Aromamassage wirkt dann wahre Wunder. Sie hilft Ihnen, Angst und Streß abzu-bauen, ist Balsam für die Seele.

● Nicht erst Schmerzen sollten der Grund dafür sein, sich eine sanfte Aroma-Bauchmassage zu gönnen. Diese Massage verhilft Ihnen allgemein zu mehr Wohlbefinden und stärkt Ihr Selbstbewußtsein, so daß Sie sich stark und wieder aus-geglichen fühlen.

Für mehr Wohl-befinden

● Außerdem ist der untere Bereich des Beckens (oberhalb des Schambeins) eine wichtige erogene Zone, die Sie durch intensivere Massage mit be-stimmten ätherischen Ölen sti-mulieren können. So kann die Massage das Lustempfinden beleben oder wieder wecken.

Anregend in jeder Beziehung…

● Allgemein können Sie mit der Massage die Stimmung heben und für Ruhe und Ausgegli-chenheit sorgen.

● Vor allem Mädchen und Frauen, die vor oder während der Menstruation unter starken Verkrampfungen und Schmer-zen leiden, helfen diese stim-mungsaufhellenden, schmerz-stillenden und durchblutungs-fördernden Wirkungen der Aromamassage.

Bei Men-struations-schmerzen und in den Wechsel-jahren

Ganz besonders hilfreich ist sie für Frauen mit Problemen in den Wechseljahren (hormon-anregende Mischung).

Bitte wenden Sie die Bauch-massage nicht an bei allen ent-zündlichen Erkrankungen im Bauchraum, etwa bei Verdacht auf Blinddarmentzündung. Beachten Sie bitte auch die »Grenzen der Selbstbehand-lung« (Seite 32) und die allge-meinen Massageanleitungen (Seite 43 bis 47)!

Wichtig

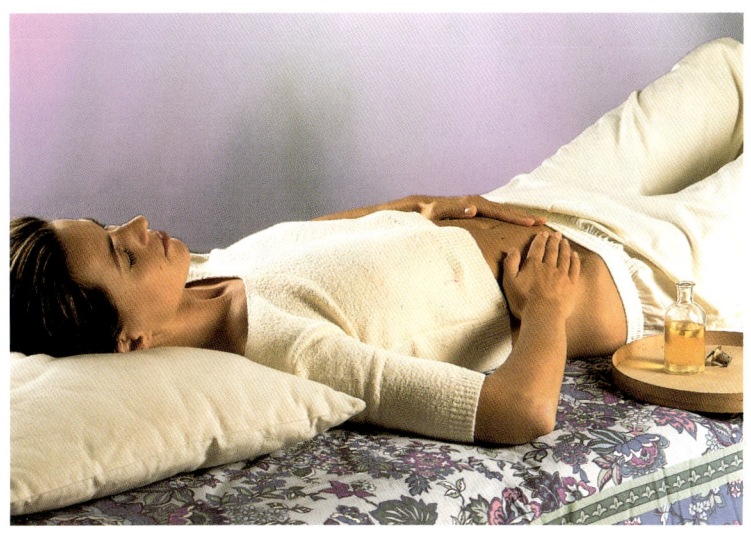

Ölmischungen

Vier-Winde-Öl
verdauungsfördernd, entkrampfend (für Babys und Kinder bis
3 Jahre nur je 1 Tropfen der
ätherischen Öle auf 100 ml):
100 ml Johanniskrautöl
2 Tr. Fenchel
2 Tr. Koriander
2 Tr. Estragon

Bei Magen- 2 Tr. Kreuzkümmel
Darm-Be-
schwerden *Balsam für Leib & Seele*
entkrampfend, schmerzstillend,
nervenberuhigend:
100 ml Johanniskrautöl
2 Tr. Angelika
1 Tr. Melisse 100 %
3 Tr. Muskatellersalbei
5 Tr. Lavendel
2 Tr. Zeder

Lust auf mehr . . .
hormonanregend, lust-
steigernd:
100 ml Jojobaöl
2 Tr. Neroli
1 Tr. Rose oder Jasmin   **Zur**
2 Tr. Rosengeranie   **Anregung**
2 Tr. Ylang-Ylang
4 Tr. Muskatellersalbei
2 Tr. Kreuzkümmel

sinnlich, belebend, aktivierend:
50 ml Mandelöl süß
5 Tr. Grapefruit
2 Tr. Kreuzkümmel
5 Tr. Koriander
7 Tr. Pfeffer schwarz
4 Tr. Zimtrinde
3 Tr. Tonka

Selbstmassage Bauch

Die Bauchmassage sollten Sie immer im Liegen durchführen, auf dem Bett oder am Boden; achten Sie darauf, daß der Untergrund warm ist. Auf den Boden legen Sie eine weiche Decke, dazu ein Kissen für den Kopf.

Die Vorbereitung

Um Bauch und Becken zu entspannen, legen Sie eine Rolle unter die Kniekehle (ersatzweise ein kleines Kissen oder ein zusammengerolltes Handtuch). Besonders empfehlenswert ist es, die Unterschenkel auf einen gepolsterten, nicht zu hohen Hocker oder auf ein dickes Kissen zu legen, da Sie so Bauchmuskulatur und Becken am besten entspannen können. Stellen Sie Ihr Massageöl bereit.

Das Öl verteilen

1 Geben Sie etwas Massageöl in die Handinnenflächen, und verteilen Sie es mit beiden Händen gleichmäßig im Uhrzeigersinn auf dem gesamten Bauch (linksherum, die Uhr »liegt« auf Ihrem Bauch).

Im Uhrzeigersinn massieren

2 Legen Sie beide Hände flach auf den Bauch, und massieren Sie ihn sanft kreisend, wieder im Uhrzeigersinn.

Streichen Sie mit leichtem Druck, und verlassen Sie sich ganz auf Ihr Gefühl.

■ Massieren Sie so mindestens 5 Minuten lang; die Dauer ist letztlich abhängig vom jeweiligen Beschwerdebild – bei Bauchschmerzen durch Blähungen massieren Sie beispielsweise so lange, bis Erleichterung eintritt.

3 Abschließend streichen Sie den gesamten Bauch nochmal sanft aus – mit den flachen Händen rundum in drei großen Kreisen.

Den Bauch ausstreichen

Partnermassage Bauch

Die Bauchmassage ist auch als Partnermassage bestens geeignet (nicht zuletzt als Auftakt erotischer Stunden . . .). Bereiten Sie alles so vor, wie ab Seite 43 beschrieben. Knien Sie sich neben Ihren Partner, und massieren Sie so wie bei der Selbstmassage.

Die Vorbereitung

Wohltuendes für den Rücken

Es gibt nichts Entspannenderes als eine Rückenmassage – mit einem wohlduftendem Massageöl ist der Genuß perfekt. Begeistert lassen wir uns massieren und sind enttäuscht, wenn es »schon« zu Ende ist.

Die beste Entspannung
Bei einer Rückenmassage hält selbst das unruhigste Kind sofort still und genießt. Dem Rücken sollten Sie viel Zeit widmen und große Aufmerksamkeit schenken. Das Motto ist: sich hinlegen, entspannen und genießen. Eine Rückenmassage ist wie ein Geschenk des Himmels – wohltuend, entspannend, luststeigernd, aber auch sehr wirkungsvoll bei vielerlei Beschwerden.

Hilfe bei Beschwerden
● Sie regen mit der Aromamassage Durchblutung und Lymphfluß an, dies bewirkt eine bessere Stoffwechsellage im Gewebe und fördert die Entgiftung (Seite 14).
● Außerdem stimulieren Sie über die Massage wichtige Akupunkturpunkte und Reflexzonen (Seite 14), über die Sie auf den gesamten Organismus Einfluß nehmen können.

● Wichtige Punkte zur Steigerung der Lust und Sexualität befinden sich im Lendenwirbelbereich. Schenken Sie diesem Bereich bei der Rückenmassage Ihrer Partnerin oder Ihres Partners mehr Aufmerksamkeit, indem Sie dort etwas ausführlicher sanft massieren. Lassen Sie diese Stimulierung ganz natürlich in den Ablauf Ihrer Massage einfließen (luststeigerndes Massageöl Seite 67).

Wichtige »Sexpunkte«

● Eine Aromamassage mit der Anti-Streß-Mischung ist sehr hilfreich gegen Streß und Angst.
● Bei einer Erkältung bringt ein Erkältungsbad mit anschließender Rückenmassage große Erleichterung.

Vielseitig einsetzbar

● Mit der Muskelkater-Ölmischung (Beinmassage Seite 75) oder der schmerzlindernden Mischung können Sie nach starker körperlicher Belastung Verspannungen und einem Muskelkater vorbeugen.

Bitte beachten Sie die »Grenzen der Selbstbehandlung« (Seite 32), die allgemeinen Massageanleitungen (Seite 43) und den besonderen Hinweis auf Seite 60!

Wichtig

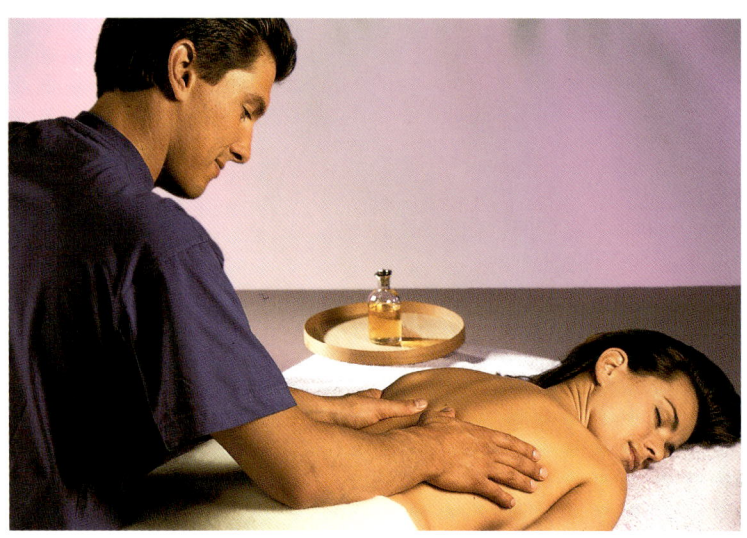

Ölmischungen

Anti-Streß-Öl
beruhigend bei Streß und
Angst:
50 ml Jojobaöl
5 Tr. Litsea
1 Tr. Rose
7 Tr. Lavendel
5 Tr. Palmarosa
5 Tr. Zeder

**Fürs allge-
meine Wohl-
befinden**

Zur Anregung
sinnlich, belebend,
aktivierend:
50 ml süßes Mandelöl
5 Tr. Grapefruit
2 Tr. Kreuzkümmel
5 Tr. Koriander
7 Tr. Pfeffer schwarz
4 Tr. Zimtrinde
3 Tr. Tonka

Bei Schmerzen
schmerzlindernd, entspannend:
50 ml Johanniskrautöl
5 Tr. Lavendel
7 Tr. Muskatellersalbei
2 Tr. Basilikum
2 Tr. Angelika

Gegen Erkältung
für eine Brust- und Rückenmassage; schleimlösend, entzündungshemmend:
50 ml Jojobaöl
3 Tr. Zitrone
2 Tr. Angelika
3 Tr. Cajeput
3 Tr. Tea-Tree
2 Tr. Zeder
Für ein Erkältungsbad:
Die ätherischen Öle statt ins
Basisöl in $1/2$ Becher Sahne und
diese ins Badewasser geben.

**Gegen
körperliche
Beschwer-
den**

Partnermassage Rücken

Die Vorbereitung Planen Sie für die Massage etwa 20 Minuten plus 15 Minuten Nachruhe ein. Bereiten Sie alles in Ruhe so vor, wie auf Seite 43 bis 47 beschrieben.
Sie können die Massage auf einer Liege, im Bett oder auf dem Boden durchführen. Lassen Sie Ihre Partnerin oder Ihren Partner die Kleidung bis auf die Unterhose ablegen und sich auf den Bauch legen. Decken Sie den Unterleib bis zum Ansatz der Hüften zu, damit er nicht auskühlt. Vergewissern Sie sich, daß Ihre Partnerin oder Ihr Partner entspannt liegt, die Arme neben dem Körper.
Setzen Sie sich in der für Sie bequemsten Position an die linke Seite (Linkshänder an die rechte) Ihrer Partnerin/Ihres Partners. Achten Sie auch während der Massage auf eine entspannte Haltung!

Wichtig: Nehmen Sie nie beide Hände gleichzeitig vom Körper fort (Seite 45)!

Kontakt aufnehmen **1** Lassen Sie Ihre Partnerin oder Ihren Partner die Augen schließen, und nehmen Sie Kontakt auf, indem Sie Ihre

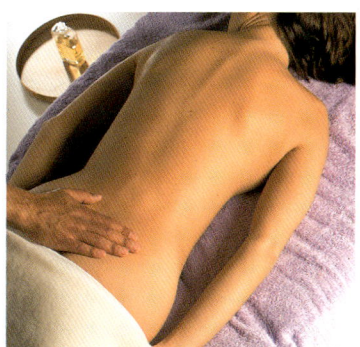

(warme!) rechte Hand für etwa eine Minute auf dem Lendenwirbelbereich ruhen lassen.

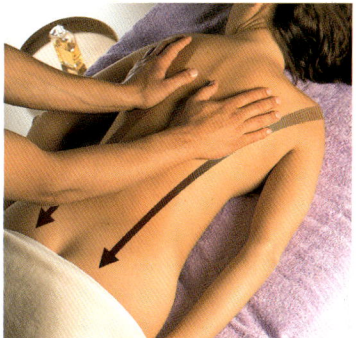

2 Geben Sie reichlich Massageöl in Ihre Handinnenflächen – soviel, wie eine Hand fassen kann. Lassen Sie kein Öl direkt auf den Rücken tropfen, denn das wird als sehr unangenehm empfunden.
Verteilen Sie das Öl gut auf dem Rücken: streichen Sie mit den Handflächen von den Schultern zur Wirbelsäule und entlang der Wirbelsäule abwärts zum Lendenbereich.

Das Öl verteilen

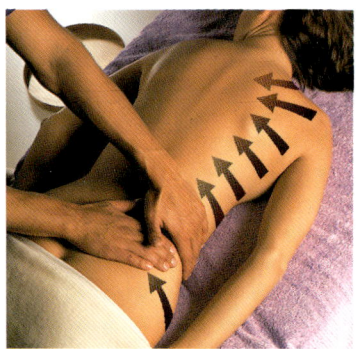

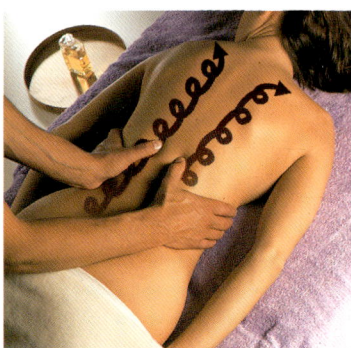

Die rechte Seite ausstreichen

3 Streichen Sie die Ihnen abgewandte (rechte) Rückenhälfte zur Wirbelsäule hin aus, von der Hüfte bis zum Nacken-Schulterbereich: abwechselnd mit beiden flachen Händen – immer von außen nach innen zur Wirbelsäule hin.

5 Legen Sie Ihre Hände im Lendenbereich flach auf: die Daumen liegen neben der Wirbelsäule, die Finger weisen nach außen. Kreisen Sie sanft mit den Daumen – entlang der Wirbelsäule langsam nach oben bis zum Nacken.
Machen Sie die kleinen Kreisbewegungen immer von innen nach außen. Massieren Sie nicht kraftvoll, setzen Sie nur Ihr eigenes Körpergewicht ein.

Mit den Daumen an der Wirbelsäule entlang kreisen

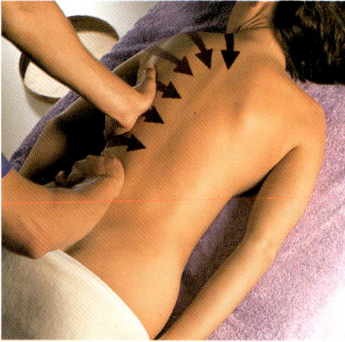

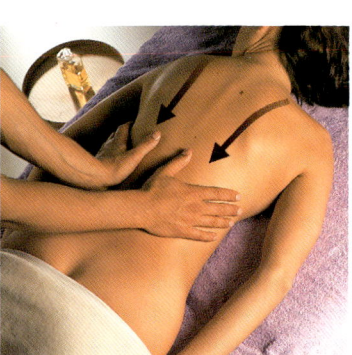

Die linke Seite ausstreichen

4 Streichen Sie die andere Seite ebenso aus – ohne Ihre eigene Sitzposition zu verändern: Wechseln Sie dazu erst mit der linken, dann mit der rechten Hand zur anderen Hüfte hinüber (so verlieren Sie nicht den Kontakt!).

6 Streichen Sie mit flachen Händen von oben nach unten über den Rücken – Ihre

Den Rücken ausstreichen

Finger zeigen nach außen, die Daumen liegen neben der Wirbelsäule, die Sie als Führung benutzen.

■ Wiederholen Sie die Schritte 3 bis 6 noch zweimal.

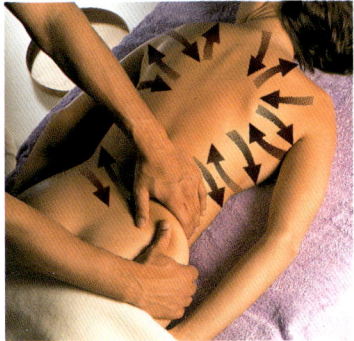

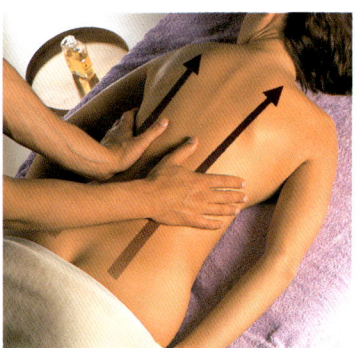

die Daumen an der Wirbelsäule entlang, wie bei Schritt 6 beschrieben.

Rund um den Rücken kneten

7 Ohne den Körperkontakt zu verlieren, kneten Sie anschließend mit einem Wechselgriff (Seite 46) die seitliche Rückenpartie durch – heben und pressen Sie das Gewebe zwischen Daumen und Fingern, eine Hand nach der anderen. Beginnen Sie an der rechten Hüfte, und kneten Sie nach und nach bis zur Schulter, dann über den Nacken hinweg zur anderen Schulter und Körperhälfte nach unten. Das Ganze dreimal.

9 Streichen Sie den Rücken in großen Schwüngen aus, indem Sie mit flachen Händen liegende Achten ziehen (das Unendlichkeitszeichen ∞):

Liegende Achten ziehen

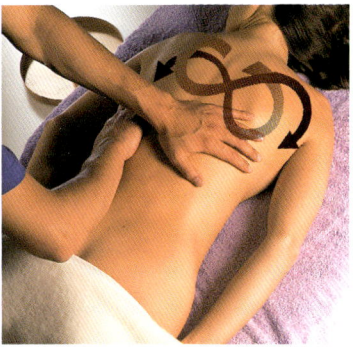

Den Rücken ausstreichen

8 Streichen Sie nun mit beiden flachen Händen von unten nach oben über den gesamten Rücken – führen Sie

Legen Sie die Hände oben zwischen die Schulterblätter leicht hintereinander versetzt auf, und ziehen Sie mit beiden Händen zugleich jeweils einen Kreis nach außen, wieder zur Mitte zurück und dann aneinander

vorbei in die Gegenrichtung, ohne daß sich die Hände dabei berühren – jede Hand zieht ihre eigene Acht!
So gelangen Sie nach 3 bis 4 Schwüngen bis zu den Lenden. Wiederholen Sie dies zweimal. Diese »unendliche« Bewegung wirkt ausgleichend und beruhigend auf Herz und Kreislauf.

Mit dem nun folgenden Abschluß schaffen Sie eine energetische Balance:

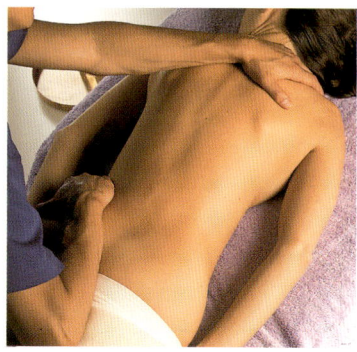

Hand zur linken Hüfte, und lassen Sie sie dort für weitere zwei Minuten ruhen.

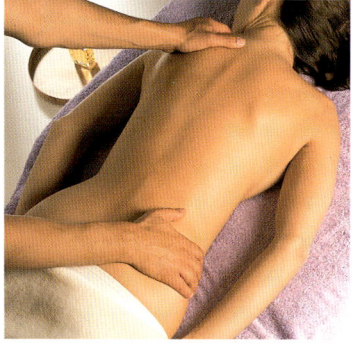

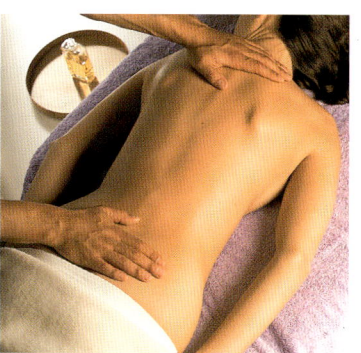

Die Hände auflegen: rechts/links

10 Legen Sie Ihre rechte Hand auf die rechte Hüfte und die linke Hand auf die linke Schulter, und verweilen Sie dort zwei Minuten.

■ Nie beide Hände gleichzeitig lösen, damit Sie den Kontakt nicht unterbrechen!

– links/rechts

11 Wechseln Sie mit der linken Hand zur rechten Schulter und mit der rechten

12 Legen Sie schließlich die rechte Hand auf das Steißbein, die linke auf den Nacken und verweilen so nochmals zwei Minuten.

– Mitte/Mitte

Dann lösen Sie sich von Ihrer Partnerin oder Ihrem Partner.
Decken Sie den ganzen Körper mit der Wolldecke gut zu, und lassen Sie eine Viertelstunde Nachruhe halten.

Nachruhen lassen

Fitness für die Beine

Sicher ist es Ihnen auch schon mal passiert, daß bei längerer sitzender Tätigkeit oder langem Stehen die Schuhe drücken. Wehe, man gibt dann der Versuchung nach, sich der Schuhe zu entledigen. Will man sie nämlich nach einer Weile wieder anziehen, passen sie plötzlich nicht mehr. Was ist passiert? Langes Sitzen oder auch Stehen führt häufig zu geschwollenen Füßen und Beinen. Der Rücktransport des Blutes und der Lymphflüssigkeit wird durch aktive Bewegung unserer Beinmuskulatur unterstützt. Bei längerem Stehen oder Sitzen ist die Muskeltätigkeit (Muskelpumpe) jedoch eingeschränkt, und dies kann zu gestauten Beinen führen.

Hilfe bei gestauten Beinen

● Die Beinmassage hilft Ihnen, Stauungen aufzulösen, müde Beine zu beleben, schmerzende, verkrampfte Muskulatur zu entspannen und Muskelkater vorzubeugen.

● Eine ausführlichere Massage der Problemzonen bei Cellulite bewirkt eine verstärkte Durchblutung, damit eine bessere Entschlackung des Gewebes. Das

... und bei Cellulite

führt zu einer deutlichen Verbesserung der Gewebestruktur.

▶ Bein- und Fußmassage (Seite 79) können zusammen oder getrennt durchgeführt werden. Wenn Sie beide durchführen wollen, dann beginnen Sie zuerst mit der Beinmassage, da Sie damit eine Entstauung über die Lymphbahnen (Seite 14) einleiten.

Kombination mit Fußmassage

Vorsicht: Die Beinmassage ist nicht geeignet bei Krampfadern.
Bitte beachten Sie die »Grenzen der Selbstbehandlung« (Seite 32) und die allgemeinen Massageanleitungen (Seite 43 bis 47)!

Wichtig

Ölmischungen

Muskelkater-Öl
entstauend, entschlackend, entkrampfend:
100 ml Macadamianußöl (*oder*
70 ml Johanniskrautöl und
30 ml süßes Mandelöl)
7 Tr. Cajeput
7 Tr. Muskatellersalbei
3 Tr. Wacholder
4 Tr. Ingwer

Gegen müde, wehe Beine
durchblutungsfördernd,
schmerzstillend:

Wohltuend   50 ml Johanniskrautöl
und   25 Tr. Angelika
anregend   10 Tr. Litsea

belebend, erfrischend:
100 ml Macadamianußöl
7 Tr. Limette
5 Tr. Rosmarin
3 Tr. Pfeffer schwarz

Cellulite-Öl
entschlackend, stoffwechsel-
fördernd:
100 ml Jojobaöl
10 Tr. Grapefruit
5 Tr. Rosmarin
2 Tr. Ingwer
5 Tr. Zypresse

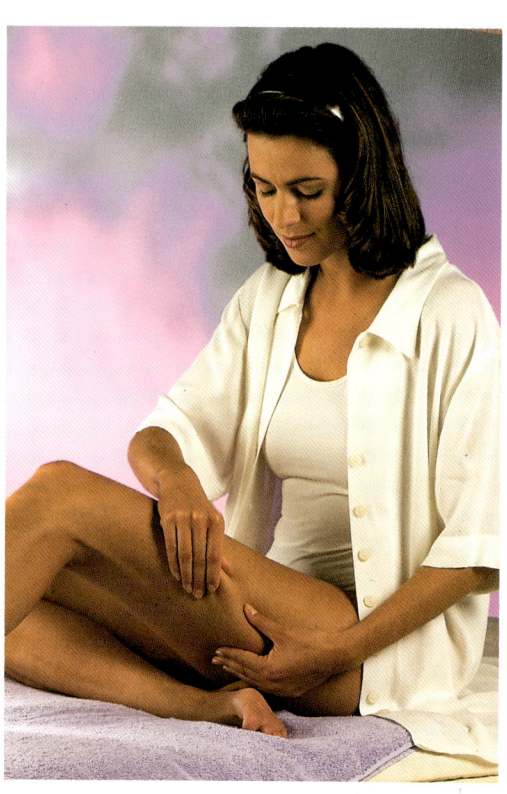

Selbstmassage Beine

Stellen Sie das Massageöl
bereit. Sie können die Massage
Die Vor-   auf dem Boden, auf einem
bereitung   Stuhl oder auf dem Bett sitzend
durchführen.
Stellen Sie das zu behandelnde
Bein auf dem Boden auf, be-
ziehungsweise stützen Sie es auf
einem Stuhl ab.

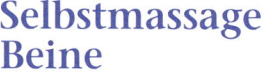 **1** Geben Sie etwas Massageöl
in die Handinnenfläche,
und verteilen Sie es mit beiden
Händen über das gesamte Bein:
streichen Sie auf der Vorderseite
von oben nach unten, und auf
der Rückseite wieder zurück
nach oben – so oft, bis Sie das
Öl gut verteilt haben.

Das Öl verteilen

2 Kneten Sie die Oberschenkelaußenseite durch, von
der Hüfte abwärts zum Knie –
abwechselnd mit beiden Hän-

**Die Ober-
schenkel-
außenseite
kneten**

den, eine nach der anderen, mit kräftigen, knetenden Bewegungen, als würden Sie einen Teig durchwalken (Foto Seite 46).

… und ausstreichen
Anschließend streichen Sie mit beiden flachen Händen zur Hüfte aus.

Vorder- und Innenseite kneten und ausstreichen
3 Die Vorderseite des Schenkels und zuletzt die Oberschenkelinnenseite in gleicher Weise durchmassieren und ausstreichen.

Die Waden kneten und ausstreichen
4 Legen Sie das Bein mit dem Fußgelenk auf das Knie; massieren Sie die gesamte Wadenmuskulatur mit den gleichen knetenden Bewegungen – vom Fuß aufwärts zum Knie. Streichen Sie mit den flachen Händen auf dem Schienbein zum Fuß aus.

■ Jedes Bein sollten Sie mindestens dreimal auf diese Weise durcharbeiten.

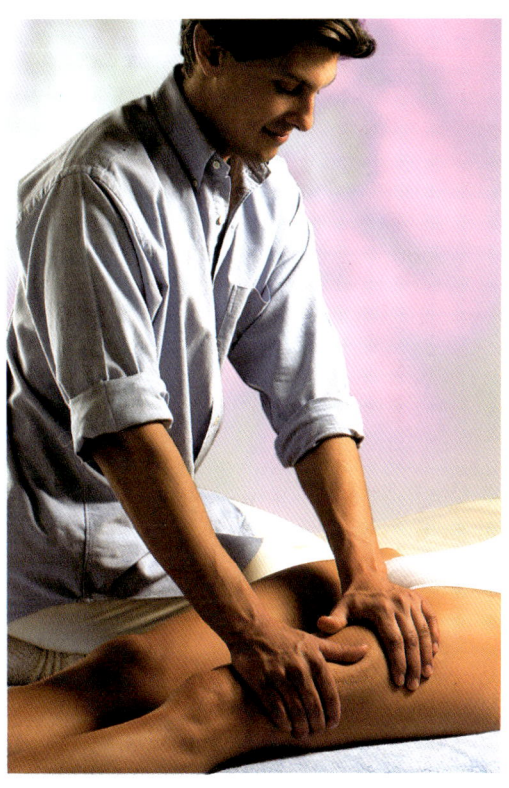

Partnermassage Beine

Stellen Sie das Massageöl bereit. Sie brauchen eine weiche, warme Unterlage und eine Wolldecke zum Zudecken.
Ihr Partner liegt mit dem Rükken auf der Unterlage. Legen Sie ihm zur Entspannung ein Kissen unter den Kopf, und decken Sie ihn mit der Wolldecke zu.

Die Vorbereitung

Knien Sie sich neben die rechte Seite Ihres Partners im Fersensitz, so entspannt und bequem wie möglich.

Das Öl verteilen

1 Geben Sie soviel Massageöl, wie eine Hand fassen kann, in die Handinnenflächen. Verteilen Sie das Öl mit beiden Händen über das gesamte linke Bein: mit streichenden, sanften Bewegungen – auf der Vorderseite von unten nach oben bis zur Hüfte und seitlich nach unten zurück.

Die Oberschenkelaußenseite kneten und ausstreichen

2 Kneten Sie die Oberschenkelaußenseite durch, von der Hüfte abwärts zum Knie – abwechselnd mit beiden Händen, eine nach der anderen mit kräftigen, knetenden Bewegungen, als würden Sie einen Teig durchwalken. Anschließend streichen Sie mit beiden flachen Händen zur Hüfte hin aus.

Ober- und Innenseite ebenso massieren

3 Die Oberseite des Schenkels und zuletzt die Oberschenkelinnenseite genauso durchmassieren und ausstreichen.

■ Wiederholen Sie Schritt 2 und 3 noch zweimal.

■ Behandeln Sie dann das rechte Bein in gleicher Weise.

Umdrehen lassen, das Öl verteilen

4 Lassen Sie Ihren Partner sich auf den Bauch legen, und geben Sie ihm ein Kissen oder eine Rolle unter die Fußgelenke, zur Entspannung der Wadenmuskulatur. Verteilen Sie das Massageöl wie bei Schritt 1.

Den Oberschenkel massieren

5 Massieren Sie die Oberschenkelrückseite, wie unter Schritt 2 und 3 beschrieben.

Die Wade kneten

6 Kneten Sie die ganze Wadenmuskulatur durch – vom Fuß aufwärts zur Kniekehle, dann mit den flachen Händen zurück zum Fußgelenk ausstreichen.

■ Jedes Bein sollten Sie so mindestens dreimal durchkneten.

Nachruhen lassen

Decken Sie Ihren Partner anschließend mit der Wolldecke zu, und lassen Sie ihn noch mindestens 15 Minuten nachruhen.

Zuwendung für die Füße

Bei meiner Arbeit als Therapeutin fällt mir auf, daß sehr viele Menschen ihren Füßen kaum Beachtung schenken. Dies ist auch gar nicht verwunderlich, schließlich sind die Füße ja auch kaum in unserem Blickfeld. Bewußt wahrnehmen tun wir sie erst, wenn sie schmerzen. Vernachlässigen wir unsere Füße, kann das auf unseren gesamten Organismus negative Auswirkungen haben, körperlich wie auch seelisch.

Ganzheitliche Wirkung über die Reflexzonen

Denn in den Fußreflexzonen (Seite 14) spiegelt sich der ganze Mensch mit seinen Organen und Körperteilen wider – mangelnde oder einseitige Reize wirken sich negativ aus. Mit einer Fußmassage können Sie über die Reflexzonen den Energiefluß im gesamten Körper anregen und so auf Ihr körperliches und seelisches Befinden Einfluß nehmen.
- Die Fußmassage hilft, den Stoffwechsel und die Entgiftung des Körpers anzuregen, fördert die Durchblutung und lindert Schmerzen.
- Fühlen Sie sich müde und erschöpft, hilft Ihnen eine Fuß-

massage mit einer belebenden Massageölmischung schnell wieder auf die Beine.
- Fällt es Ihnen schwer, einzuschlafen, massieren Sie Ihre Füße am besten vor dem Zubettgehen mit der Entspannungsmischung.
- Außerdem werden Ihre Füße sich bei regelmäßiger Anwendung bald wunderbar zart und weich anfühlen.

Zur Anregung und Entspannung

Und zur Pflege

Sie werden feststellen, daß eine regelmäßige Aroma-Fußmassage Ihr Allgemeinbefinden deutlich bessert. Lassen Sie sie also möglichst zu einer lieben, täglichen (am besten abendlichen) Gewohnheit werden.

Bitte beachten Sie die »Grenzen der Selbstbehandlung« (Seite 32) und die allgemeinen Massageanleitungen (Seite 43 bis 47)!

Wichtig

Ölmischungen

Muntermacher
anregend, belebend:
50 ml süßes Mandelöl
5 Tr. Limette
7 Tr. Rosmarin
4 Tr. Zypresse

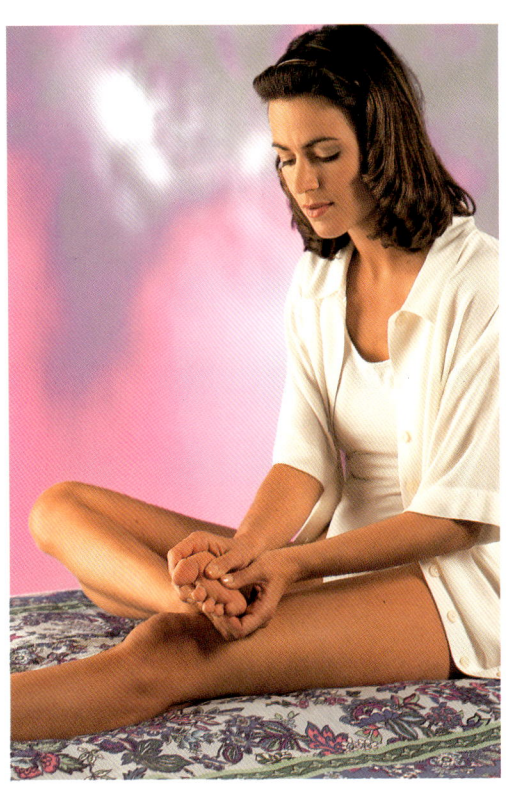

Zum Einschlafen
beruhigend, entspannend:
50 ml süßes Mandelöl
2 Tr. Neroli
5 Tr. Lavendel
7 Tr. Zeder
5 Tr. Sandelholz

Selbstmassage Füße

Die Fußmassage läßt sich gut selbst durchführen, zu Hause oder im Hotel.
Auch für Kinder ist sie bestens geeignet.
Planen Sie etwa 20 Minuten Zeit für die Massage ein. **Die Vorbereitung** Stellen Sie das Massageöl bereit, und suchen Sie sich einen bequemen Platz – ein Sofa oder auch eine weiche Decke am Boden. Lockern Sie zu enge Kleidung, und setzen Sie sich bequem hin. Legen Sie das Fußgelenk des zu behandelnden Beins über das andere Bein.

1 Nehmen Sie Ihren Fuß in beide Hände, und erspüren Sie erst einmal, wie er sich anfühlt und wo sich Verhärtungen gebildet haben. Diese geben Ihnen ein Bild der eventuellen Fehlbelastung. **Den Fuß in die Hände nehmen**

2 Geben Sie etwas Massageöl in Ihre Hände, und reiben Sie den gesamten Fuß mitsamt Fußknöchel gründlich ein. **Das Öl verteilen**

3 Beginnen Sie mit der Massage des kleinen Zehs: Massieren Sie ihn mit Daumen und Zeigefinger, leicht knetend vom Zehenansatz zur Zehen- **Jeden Zeh kneten**

spitze hin. Dies wiederholen Sie drei- bis viermal.
Arbeiten Sie so alle Zehen durch.

Den großen Zeh kneten

4 Dem großen Zeh sollten Sie mehr Aufmerksamkeit schenken: Massieren Sie dessen Unterseite und den Außenbereich mit dem Daumen – kreisend, mit leichtem Druck.

Die Fußsohle kreisend massieren

5 Nehmen Sie den Fuß in beide Hände, und legen Sie beide Daumen auf die Fußsohle: Massieren Sie die gesamte Fußsohle mit den Daumen – intensiv, mit kreisenden Bewegungen von innen nach außen. Arbeiten Sie anschließend in gleicher Weise Außen- und Innenseite des Fußes durch.

Den Fuß ausstreichen

6 Streichen Sie zum Schluß den gesamten Fuß mit der flachen Hand mehrmals aus, und bedecken Sie ihn dann mit einer Wolldecke oder einem Strumpf.

■ Massieren Sie dann den anderen Fuß genauso.

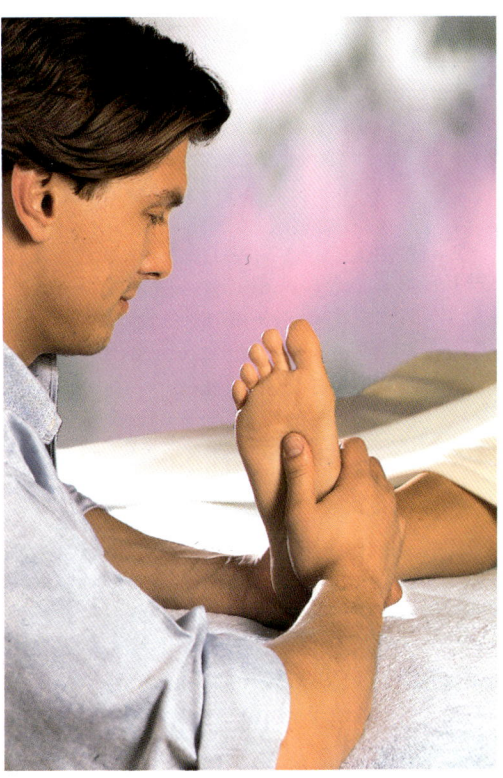

Partnermassage Füße

Sie können die Fußmassage auch ohne die anschließende »Indianische Massage« durchführen. Ich empfehle aber, sie mit einzubeziehen, da der energetische Effekt wesentlich größer und der Abschluß »runder« ist.

Mit der »Indianischen Massage«

Stellen Sie das Massageöl bereit. Sie brauchen eine weiche, war-

Die Vor-
bereitung

me Unterlage und eine Wolldecke zum Zudecken.
Ihr Partner liegt mit dem Rükken auf der Unterlage.
Legen Sie ihm zur Entspannung
je ein Kissen unter den Kopf
und unter die Kniekehlen. Brei-
ten Sie ein Handtuch unter den
Füßen aus, decken Sie Ihren
Partner mit der Wolldecke
gut zu, und lassen Sie ihn die
Augen schließen.
Knien Sie sich im Fersensitz an
das Fußende, so entspannt und
bequem wie möglich.

Kontakt
aufnehmen

1 Umfassen Sie beide Fesseln
mit Ihren Händen, und
nehmen Sie so Kontakt mit
Ihrem Partner auf.
Entfernen Sie dann die Woll-
decke und den Strumpf des lin-
ken Fußes.
Nehmen Sie den Fuß in beide
Hände, und erspüren Sie erst
einmal, wie er sich anfühlt, ob
kalt oder warm und wo sich
Verhärtungen gebildet haben.
Dies zeigt Ihnen eventuelle
Fehlbelastungen.

Das Öl
verteilen

2 Geben Sie etwas Massageöl (ungefähr die Menge
cincs Teelöffels) in Ihre Hände,
und verteilen Sie es gleichmäßig über den gesamten Fuß
einschließlich Fußgelenk –
mit sanften, streichenden Bewegungen.

3 Umfassen Sie mit beiden
Händen das Fußgelenk.
Massieren Sie mit den Fingerkuppen seitlich der Achilles-
sehne zur Ferse hin, dann
Außen- und Innenkante – mit
kreisenden Bewegungen und
sanftem Druck.

Achilles-
sehne und
Fußkanten
kreisend
massieren

4 Streichen Sie das gesamte
Fußgewölbe von innen
nach außen bis zu den Fuß-
ballen aus – abwechselnd mit
beiden Händen.

Das Fußge-
wölbe aus-
streichen

5 Umfassen Sie nun den Fuß
mit beiden Händen so, daß
Ihre Finger auf dem Rist und
die Daumen im Fußgewölbe
liegen. Massieren Sie mit Ihren
Daumen das gesamte Fuß-
gewölbe durch – kreisend, mit
leichtem Druck (fast knetend),
von innen nach außen.

Das Fuß-
gewölbe
kreisend
massieren

6 Umfassen Sie mit Ihrer linken Hand die Fessel Ihres
Partners, ohne den Kontakt zu
verlieren, und massieren Sie mit
Daumen und Zeigefinger Ihrer
rechten Hand jeden Zehenzwi-
schenraum vom Kleinzeh zum
Großzeh gründlich durch.
Wiederholen Sie das mindestens zweimal.

Jeden
Zehen-
zwischen-
raum
massieren

7 Nun kommen die Zehen-
kuppen an die Reihe; beginnen Sie bei der kleinen Zehe:

Jede Zehen-
kuppe
massieren

Nehmen Sie die Zehenkuppe zwischen Ihren Daumen und Zeigefinger, und massieren Sie sie kräftig durch.
Schenken Sie der Großzehe mehr Aufmerksamkeit, indem Sie deren Außenseite mit einbeziehen.

Den Fuß ausstreichen **8** Zum Abschluß nehmen Sie den Fuß zwischen Ihre Handflächen und streichen ihn nochmals zu den Zehen hin aus.
Legen Sie ihn sanft auf die Unterlage zurück, und bedecken Sie ihn mit der Wolldecke.

■ Erst dann widmen Sie sich dem anderen Fuß, den Sie in gleicher Weise massieren.

Die »Indianische Massage«

Die »Indianische Massage« ist im eigentlichen Sinne keine Massage, sondern ein Aktivieren von Energiepunkten und eine Energieübertragung.
Sie wirkt wie eine sprudelnde Quelle, aus der Sie und Ihre Partnerin oder Ihr Partner Energie schöpfen können.

Die Vorbereitung Machen Sie sich frei von allen Bildern und Gedanken, die gerade noch so wichtig waren,

und widmen Sie sich ganz Ihrer Partnerin oder Ihrem Partner.

1 Zu Beginn legen Sie Ihre Hände auf die Fußfesseln Ihres Partners: So nehmen Sie erst einmal den körperlichen Kontakt auf. **Kontakt aufnehmen**

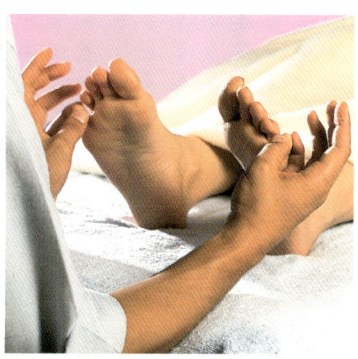

2 *Energieübertragung*
Fassen Sie nacheinander alle Zehenspitze an: Halten Sie die kleinen Zehen zwischen Ihren Daumen und kleinen Fingern, an beiden Füßen gleichzeitig, und verweilen Sie in dieser Position ungefähr eine Minute. Anschließend halten Sie die vorletzten Zehen mit den Ringfingern und Daumen, dann die Mittelzehen mit den Mittelfingern und Daumen, die nächsten Zehen mit den Zeigefingern und Daumen. Verweilen Sie jeweils ein wenig in der Position. **Die Zehenspitzen halten**

Die großen Zehen halten Sie mit allen Fingerspitzen gleichzeitig, die Daumen an der Zehenunterseite.
Lassen Sie nie beide Zehen gleichzeitig los, damit der Kontakt nicht verlorengeht.

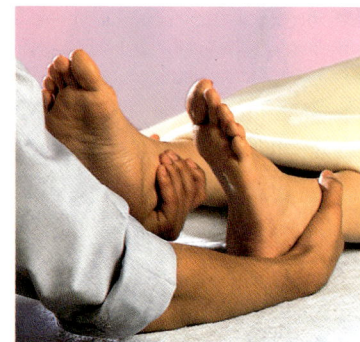

4 *Erdung und Ausgleich*
Umfassen Sie mit beiden Händen die Fesseln – etwa drei Minuten lang –, um Ihren Partner auf diese Weise wieder zu erden und ein »Davonfliegen« zu verhindern.

Die Fesseln umfassen

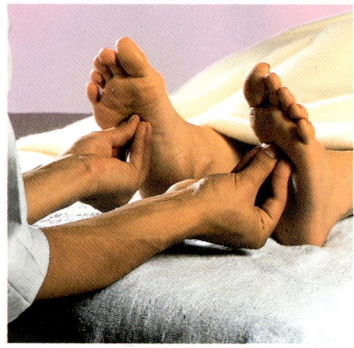

»Pfötchen-stellung«

3 *»Sprudelnde Quelle«*
Führen Sie alle Fingerspitzen Ihrer rechten Hand zur »Pfötchenstellung« zusammen, und setzen Sie sie auf den Mittelpunkt der linken Fußsohle, unterhalb des Ballens, auf den Solarplexusbereich. Setzen Sie dann die linke Hand in derselben Haltung auf die rechte Fußsohle auf. Verweilen Sie etwa zwei bis drei Minuten in dieser Position, in der eine große Energie ins Fließen kommt – deshalb »Sprudelnde Quelle«.

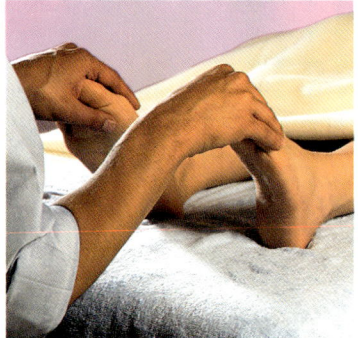

5 Lösen Sie sich, indem Sie beide Füße gleichzeitig mit Ihren Händen zu den Zehenspitzen ausstreichen.

Die Füße ausstreichen

Anschließend liebevoll zudecken und mindestens fünf bis zehn Minuten nachruhen lassen.

Nachruhen lassen

Zum Nachschlagen

»Steckbriefe« der Öle

Im folgenden finden Sie die wichtigsten Informationen über die Öle der empfohlenen Massageölmischungen. Es ist dies eine kleine spezielle Auswahl aus dem riesigen Angebot an ätherischen Ölen und Trägerölen. Wenn Sie mehr, auch über andere Öle, wissen wollen, empfehle ich Ihnen mein im selben Verlag erschienenes Buch »Der große GU Ratgeber Ätherische Öle«. Weitere Buchtips auf Seite 93.

Die Trägeröle

Jojobaöl
Simmondsia chinensis
Der Jojobastrauch gedeiht in den Wüstenregionen Arizonas, Mexikos, Australiens und wird seit etwa vierzig Jahren auch in der Negev-Wüste (Israel) angebaut. Aus seinen Früchten gewinnt man durch Kaltpressung das goldfarbene, flüssige Wachs, das bei sachgemäßer Lagerung (dunkel und bis maximal 15 °C) keinen nennenswerten Qualitätsverlust erleidet.
Es enthält viele Mineralstoffe und natürliche Vitamine. Reines Jojobaöl ist antiallergen, reguliert den Feuchtigkeitshaushalt der Haut und bewahrt deren Säureschutzmantel. Es zieht schnell ein und ist für jeden Hauttyp geeignet.

Süßes Mandelöl
Prunus amygdalus
Aus den süßen Mandelkernen gewinnt man durch erste und zweite Kaltpressung deren Öl. Das süße Mandelöl gehört wegen seines stark pflegenden Charakters zu den Klassikern unter den Massageölen. Es ist reich an ungesättigten Fettsäuren und Vitaminen wie: A, B1 und B6 und etwas Vitamin E. Dadurch wirkt es auf die Haut beruhigend und ist für jeden Hauttyp und zur Babypflege geeignet. Es ist ein Öl, das bei unsachgemäßer Aufbewahrung (Seite 39) leicht ranzig werden kann.

Macadamianußöl
Macadamia integrifolia
Hawai, die Südsee und Australien sind die Heimat der Macadamianuß. Mittels Kaltpressung gewinnt man aus dieser Ölfrucht ein sehr hochwertiges, goldfarbenes, fettes Öl. Es enthält hohe Anteile ungesättigter Fettsäuren und wird von der Haut besonders schnell und gut aufgenommen. Durch seine hautregenerierende Wirkung ist es ein gutes Körperpflege- und Massageöl, das die Haut glättet und ihr einen samtigen Glanz verleiht. Macadamianußöl ist besonders geeignet für die alternde Haut. Es ist nur begrenzt haltbar.

Johanniskrautöl
Hypericum perforatum
Das Johanniskrautöl ist ein besonders heilkräftiges Öl und gilt als »Arnika der Nerven«, da es stark entzündungshemmend und beruhigend auf Nerven und Nervensystem wirkt.
Man gewinnt durch Auszug (Extraktion mit Olivenöl) der gelben Johanniskrautblüten ein rotes Öl, das auch unter dem Namen »Rotöl« erhältlich ist.
Bei qualitativ gutem Olivenöl und richtiger Lagerung (dunkel und bis maximal 15 °C) behält es seine Qualität mindestens ein Jahr.

Vorsicht: Sein Inhaltsstoff Hypericin kann die Lichtempfindlichkeit der Haut erhöhen. Daran sollten Sie denken, wenn Sie beabsichtigen, ein Sonnenbad zu nehmen oder ein Solarium zu besuchen.

Die ätherischen Öle von A bis Z

Angelika
Angelica archangelica
Doldenblütler (Apiaceae), aus Ungarn, Polen, Belgien, Frankreich, Deutschland, Niederlande und Nordindien; wildwachsend in ganz Europa, auf Wiesen und Flußufern; gewonnen durch Wasserdampf-destillation der Wurzeln;
duftet stark erdig, würzig; harmoniert gut mit allen Zitrus- und Nadelholz-Ölen sowie mit Lemongrass, Wacholder, Muska-tellersalbei, Pfefferminze, Zimt-rinde, Tea-Tree und Cajeput.
■ Wirkung: im seelischen Bereich nervenberuhigend, aufbauend, stabilisierend; im körperlichen Bereich stark antiseptisch, ab-wehrsteigernd, mild schleimlösend, durchblutungsfördernd, verdau-ungsfördernd, magenstärkend und entblähend.
Vorsicht: erhöht die Lichtemp-findlichkeit der Haut (siehe Warn-hinweis Seite 42).

Basilikum
Ocimum basilicum
Lippenblütler (Lamiaceae), aus dem gesamten Mittelmeerraum; gewon-nen durch Wasserdampfdestillation des Krautes;
duftet würzig; harmoniert gut mit Lavendel, Angelika, allen Zitrus-Ölen, Muskatellersalbei, Estragon.

■ Wirkung: im seelischen Bereich entspannend und aufmunternd; im körperlichen Bereich entkramp-fend, beruhigend und antiseptisch.

Bergamotte
Citrus aurantium bergamia
Rautengewächs (Rutaceae), aus Italien, Südamerika, Westafrika, Spanien, Kalifornien und Asien; gewonnen durch Kaltpressung der Schalen;
duftet klar, fruchtig, frisch, leicht süßlich;
harmoniert gut mit allen anderen ätherischen Ölen.
■ Wirkung: im seelischen Bereich beruhigend, entspannend, angst-lösend, stimmungsaufhellend, stimulierend; im körperlichen Bereich stark antiseptisch, antiviral, fiebersenkend, entkrampfend.
Vorsicht: erhöht die Lichtemp-findlichkeit der Haut (Seite 42).

Cajeput
Melaleuca cajeputi leucadendron
Myrtengewächs (Myrtaceae), aus Nordaustralien, Malaysia, Indien, von den Molukken und Philippi-nen; gewonnen durch Wasser-dampfdestillation der Blätter und kleinen Zweigspitzen;
duftet ähnlich wie Eukalyptus, aber sanfter mit fruchtiger Note, an Nelke erinnernd;
harmoniert gut mit Ingwer, Wacholder, Lavendel, Pfefferminze, Muskatellersalbei, allen Nadelholz- und Zitrus-Ölen, Tea-Tree.
■ Wirkung: im körperlichen Bereich stark antiseptisch, schleim-lösend, antiviral, durchblutungsför-dernd, schmerzlindernd, muskel-entspannend.

Estragon

Artemisia dracunculus
Korbblütler (Asteraceae), aus
Europa, Italien, Nordafrika und den
USA; gewonnen durch Wasserdampfdestillation des Krautes;
duftet kräftig, frisch, würzig, anisartig;
harmoniert gut mit allen Zitrus-
Ölen, Sandelholz, Rosenholz,
Vetiver, Fenchel süß, Koriander
und Kreuzkümmel.
■ Wirkung: verdauungsfördernd,
entblähend, entkrampfend.

Fenchel süß

Foeniculum vulgare dulce
Doldengewächs (Apiaceae), aus
allen südeuropäischen Ländern,
Ägypten, Frankreich und den USA;
gewonnen durch Wasserdampfdestillation der zerstoßenen Samen;
duftet warm, würzig, süß, anisartig;
harmoniert gut mit Pfeffer, Koriander, Kreuzkümmel, Estragon.
■ Wirkung: im körperlichen
Bereich verdauungsfördernd, stark
entblähend, entkrampfend,
magenstärkend, durchblutungsfördernd, entgiftend, schleim-
lösend, milchbildend; im seelischen
Bereich beruhigend und entspannend.

Grapefruit

Citrus paradisi
Rautengewächs (Rutaceae), aus
dem Mittelmeergebiet, Israel, Nordamerika, Südamerika und Asien;
gewonnen durch Kaltpressung der
Fruchtschalen;
duftet frisch, spritzig, fruchtig;
harmoniert gut mit allen ätherischen Ölen.
■ Wirkung: im seelischen Bereich
stimmungsaufhellend, erheiternd,
anregend, erfrischend und harmonisierend; im körperlichen Bereich

entkrampfend, fiebersenkend,
antiseptisch und desinfizierend.

Ingwer

Zingiber officinalis
Ingwergewächs (Zingiberaceae), aus
Indien, China, Malaysia, Ceylon,
Afrika und Jamaika; gewonnen
durch Wasserdampfdestillation der
Wurzeln;
duftet kräftig aromatisch;
harmoniert gut mit allen Zitrus-
und Gewürz-Ölen, Wacholder,
Muskatellersalbei, Rosmarin und
Cajeput.
■ Wirkung: regenerierend, erwär-
mend, entblähend, magenstärkend;
außerdem erotisierend.

Jasmin

Jasminum grandiflorum
Ölbaumgewächs (Oleaceae), aus
Indien, Spanien, China und Ägypten; gewonnen durch Extraktion
der Blüten;
duftet kräftig, warm, süß, betäu-
bend;
harmoniert gut mit Rose, Neroli,
Sandelholz, Ylang-Ylang und allen
Zitrus-Ölen.
■ Wirkung: ganzheitlich krampflösend, entspannend, tonisierend,
harmonisierend; außerdem erotisierend, beflügelnd.

Koriander

Coreandrum sativum
Doldengewächs (Apiaceae), aus
Frankreich, den Mittelmeerländern,
Rußland, Bulgarien und Rumänien;
gewonnen durch Wasserdampfdestillation der Samen;
duftet anisartig, warm und sehr
sinnlich;
harmoniert gut mit Rose, Rosenholz, Jasmin, Sandelholz, Ingwer,
Pfeffer schwarz, Zimtrinde, Tonka
und Kreuzkümmel.

■ Wirkung: entkrampfend, beruhigend, entblähend, anregend und kräftigend.

Kreuzkümmel
Cuminum cyminum
Doldengewächs (Apiaceae), aus der Türkei, aus China, Nord- und Südamerika und Indien; gewonnen durch Wasserdampfdestillation der Samen;
duftet warm, würzig, an Anis erinnernd;
harmoniert gut mit allen Zitrus-Ölen, Pfeffer schwarz, Ingwer, Zimtrinde, Tonka, Estragon und allen weiteren Gewürz-Ölen.
■ Wirkung: verdauungsfördernd, entblähend, entkrampfend, appetitanregend, kräftigend, durchblutungsfördernd; außerdem erotisierend.

Lavendel
Lavandula officinalis
Lippenblütler (Lamiaceae), aus Frankreich, vor allem aus den französischen Seealpen und der Provence, außerdem aus Spanien, Marokko, Italien, dem ehemaligen Jugoslawien, aus England, Tasmanien und Argentinien; gewonnen durch Wasserdampfdestillation der Blüten und Rispen;
duftet herb, leicht holzig, krautig; harmoniert mit allen ätherischen Ölen wegen seiner verbindenden Eigenschaft.
■ Wirkung: im körperlichen Bereich antibakteriell, antiviral, antiseptisch, antimykotisch, wundheilend, schmerzlindernd, durchblutungsfördernd, krampflösend; insektenabweisend; im seelischen Bereich ausgleichend, beruhigend, aufbauend und damit auch anregend und erfrischend.

Limette
Citrus aurantifolia
Rautengewächs (Rutaceae), aus Tahiti, Mittelamerika und Westindien; gewonnen durch Kaltpressung der Fruchtschalen;
duftet frisch, zitronig, süßlich; harmoniert gut mit allen ätherischen Ölen, besonders mit Rosmarin.
■ Wirkung: im körperlichen Bereich entkrampfend, antiseptisch, desinfizierend; im seelischen Bereich stimmungsaufhellend, erheiternd, anregend, erfrischend und harmonisierend.

Litsea
Litsea cubeba
Lorbeergewächs (Lauraceae), aus China und Taiwan; gewonnen durch Wasserdampfdestillation der Früchte;
duftet leicht süßlich, zart zitrusartig; harmoniert gut mit allen ätherischen Ölen.
■ Wirkung: im körperlichen Bereich antibakteriell, entblähend, entkrampfend, hautpflegend und stimulierend; im seelischen Bereich aufrichtend, beruhigend, friedlich stimmend, gemütsaufhellend, stärkend.

Melisse
Melissa officinalis
Lippenblütler (Lamiaceae), aus Frankreich, Spanien, Deutschland, Italien, Nordamerika und den Balkanländern; gewonnen durch Wasserdampfdestillation des Krautes;
duftet frisch, krautig und nach Zitrone;
harmoniert gut mit allen Zitrus-Ölen, Muskatellersalbei, Angelika, Vetiver, Lavendel, Zeder, Rosengeranie und Rose.

■ Wirkung: im körperlichen Bereich antiviral, antibakteriell, schmerzlindernd, entkrampfend, beruhigend, entblähend, galletreibend, appetitanregend; im seelischen Bereich ausgleichend, beruhigend, stärkend und belebend.

Muskatellersalbei
Salvia sclarea
Lippenblütler (Lamiaceae), aus Frankreich, Italien, Spanien, dem gesamten Mittelmeerraum; gewonnen durch Wasserdampfdestillation des blühenden Krautes; duftet warm, würzig, frisch, leicht harzig; harmoniert gut mit Ylang-Ylang, Rosengeranie, Rose, Neroli, Rosenholz, Sandelholz, Wacholder, Cajeput, Ingwer und Lavendel.
■ Wirkung: im seelischen und körperlichen Bereich entkrampfend, entspannend; vitalisierend, anregend, inspirierend und erotisierend.

Neroli
Citrus aurantium bigaradia, Rautengewächs (Rutaceae), aus Italien, Marokko, Tunesien, Algerien, Ägypten und Frankreich; gewonnen durch Wasserdampfdestillation der Blüten; duftet kraftvoll, frisch mit blumiger Note und warmem Unterton; harmoniert gut mit allen ätherischen Ölen.
■ Wirkung: im seelischen Bereich beruhigend, stimmungsaufhellend, entspannend; im körperlichen Bereich beruhigend, entkrampfend.

Palmarosa
Cymbopogon martinii
Süßgras (Poaceae), aus Nepal, Indien, Madagaskar, Brasilien; gewonnen durch Wasserdampfdestillation des Grases;

duftet frisch, blumig, rosenähnlich; harmoniert gut mit Litsea, Melisse, Rose, Lavendel, Zeder, Tea-Tree, Cajeput, Muskatellersalbei und allen Zitrus-Ölen.
■ Wirkung: im körperlichen Bereich antiviral, antimykotisch, antibakteriell, entzündungshemmend, hautfreundlich, herzstärkend; im seelischen Bereich beruhigend, ausgleichend, stimmungsaufhellend.

Pfeffer schwarz
Piper nigrum
Pfeffergewächs (Piperaceae), aus Madagaskar, Ceylon; gewonnen durch Wasserdampfdestillation der Frucht; duftet würzig warm und ist nicht scharf, da es kein Piperin enthält; harmoniert gut mit allen Zitrus-Ölen, Ingwer, Estragon, allen Gewürzen, Zimtrinde, Tonka.
■ Wirkung: verdauungsfördernd, anregend, durchblutungsfördernd und erwärmend.

Pfefferminze
Mentha piperita
Lippenblütler (Lamiaceae), aus den USA, aus Japan, Brasilien, Spanien, Italien, England, Frankreich, Ägypten, Marokko, China, Paraguay, Indien und Australien; gewonnen durch Wasserdampfdestillation der Blätter; duftet erfrischend; harmoniert gut mit Tea-Tree, Cajeput, Lavendel, Rosmarin und Grapefruit.
■ Wirkung: im körperlichen Bereich entkrampfend, entblähend, abwehrstärkend, antibakteriell, antiviral, antimykotisch, entzündungshemmend, entgiftend, reinigend, zellerneuernd, durchblutungsfördernd, fiebersenkend,

schweißtreibend, kühlend und erwärmend; außerdem klärend und erfrischend für den Geist.

Rose

Rosa damascena
Rosengewächs (Rosaceae), aus Bulgarien, der Türkei, aus Marokko und Rußland; gewonnen durch Wasserdampfdestillation der Blüten;
duftet warm, betörend, leicht blumig, krautig;
Rosa centifolia (Mairose)
aus Südfrankreich (Grasse), Indien, Marokko; gewonnen durch Extraktion der Blüten;
duftet blumig süß;
beide Sorten harmonieren gut mit allen ätherischen Ölen.
■ Wirkung: im körperlichen Bereich antiviral, antiseptisch, entkrampfend, beruhigend, entzündungshemmend, wundheilend, insektenabweisend; im seelischen Bereich harmonisierend, ausgleichend, öffnend und aphrodisierend.

Rosengeranie

Pelargonium graveolens
Storchenschnabelgewächs (Geraniaceae), aus Marokko; gewonnen durch Wasserdampfdestillation der Blätter;
duftet blumig, krautig, an Rose erinnernd;
harmoniert gut mit allen ätherischen Ölen, besonders mit Muskatellersalbei, Ylang-Ylang, Jasmin und Neroli.
■ Wirkung: im körperlichen Bereich antiviral, antiinfektiös, antibakteriell, entkrampfend, hautpflegend; im seelischen Bereich ausgleichend, stimmungsaufhellend.

Rosenholz

Aniba rosaeodora
Lorbeergewächs (Lauraceae), aus Brasilien, Peru; gewonnen durch Wasserdampfdestillation der zerkleinerten Holzspäne;
duftet süß, holzig, lilienartig, an Rose erinnernd;
harmoniert gut mit allen ätherischen Ölen, besonders mit allen Blüten-Ölen.
■ Wirkung: im körperlichen Bereich antiviral, antibakteriell, antimykotisch, hautfreundlich, anregend; im seelischen Bereich beruhigend, stimmungsaufhellend.

Rosmarin

Rosmarinus officinalis
Lippenblütler (Lamiaceae), aus Frankreich, Spanien, Italien und aus dem gesamten Mittelmeerraum; gewonnen durch Wasserdampfdestillation des Krautes;
duftet kampferartig, krautig;
harmoniert gut mit Grapefruit, Limette, Pfefferminze, Angelika, Zypresse, Pfeffer schwarz, Zitrone.
■ Wirkung: im körperlichen Bereich kreislaufanregend, durchblutungsfördernd, stoffwechselanregend, entkrampfend, schmerzlindernd, stark antiseptisch; im seelischen Bereich anregend, gedächtnisstärkend, konzentrationsfördernd.

Sandelholz

Santalum album
Sandelholzgewächs (Santalaceae), aus Indien, Malaysia; gewonnen durch Wasserdampfdestillation des gemahlenen Holzes;
duftet warm, holzig, balsamisch, leicht süßlich;
harmoniert gut mit allen ätherischen Ölen.

■ Wirkung: harmonisierend,
beruhigend, regenerierend und
pflegend.

Tea-Tree
Melaleuca alternifolia
Myrtengewächs (Myrtaceae),
Neusüdwales/Australien, Südafrika,
Angola, Indien und Malaysia;
gewonnen durch Wasserdampfdestillation der Blätter;
duftet würzig, an Lorbeer erinnernd;
harmoniert gut mit Cajeput, Pfefferminze, Lavendel, Zeder, Angelika, Rose und allen Zitrus-Ölen.
■ Wirkung: im körperlichen
Bereich antibakteriell, antiviral,
antimykotisch, entzündungshemmend, abschwellend, schmerz-
und juckreizlindernd, hautscho-
nend; im seelischen Bereich stärkend.

Tonka
Dipterix odorata
Schmetterlingsblütler (Legumino-
sae), aus Brasilien, Nordamerika,
Venezuela, Brasilien, Guayana,
Asien und Afrika; gewonnen durch
Extraktion der Samen;
duftet würzig, warm, an orientali-
schen Gewürzgarten erinnernd;
harmoniert gut mit allen Zitrus-
und Gewürz-Ölen, mit Rose, Neroli,
Vetiver, Ylang-Ylang, Sandelholz,
Rosenholz, Litsea, Palmarosa.
■ Wirkung: im seelischen Bereich
erotisierend, stimulierend, wohl-
tuend, belebend.

Vetiver
Vetiveria zizanoides
Süßgras (Poaceae), aus Réunion,
von den Seychellen, aus Java,
Indien, Haiti, Angola, Brasilien,
China und Japan; gewonnen durch
Wasserdampfdestillation;

duftet unverwechselbar warm-wür-
zig-holzig-balsamisch;
harmoniert gut mit allen ätherischen Ölen.
■ Wirkung: im seelischen Bereich
erdend, regenerierend, aufbauend,
entspannend.

Wacholder
Juniperus communis
Zypressengewächs (Cupressaceae),
aus Frankreich, Italien und dem
gesamten Mittelmeerraum; gewonnen durch Wasserdampfdestillation
der Zweige und Früchte;
duftet kräftig, fruchtig;
harmoniert gut mit Ingwer, Cajeput, Muskatellersalbei, Basilikum,
Angelika, Romarin.
■ Wirkung: anregend, kräftigend,
reinigend, harntreibend, entkrampfend und beruhigend.

Ylang-Ylang
Cananga odorata
Flaschenbaumgewächs (Annona-
ceae), aus Madagaskar, von den
Philippinen, den Komoreninseln,
aus Java, Sumatra, Réunion, Sansi-
bar und Haiti; gewonnen durch
Wasserdampfdestillation;
duftet schwer, süßlich;
harmoniert gut mit Jasmin, Neroli,
Sandelholz, Rosenholz, Lavendel,
Rosengeranie, Rose, Muskatellersalbei, Kreuzkümmel und allen
Zitrus-Ölen.
■ Wirkung: im seelischen und körperlichen Bereich entkrampfend,
entspannend, ausgleichend und
erotisierend.

Zeder (Zedernholz)
Cedrus atlantica
Kieferngewächs (Pinaceae), aus
Marokko und Frankreich; gewon-
nen durch Wasserdampfdestillation
des Holzes;

duftet warm, holzig-balsamisch; harmoniert gut mit allen ätherischen Ölen, besonders mit Rose, Lavendel, Neroli und Bergamotte.
■ Wirkung: im seelischen Bereich beruhigend, harmonisierend, aufbauend, stärkend, ermutigend; im körperlichen Bereich antiseptisch, abwehrstärkend, schleimlösend, reinigend, entspannend.
Wichtig: Nur das ätherische Öl von *Cedrus atlantica* ist das echte Zedernholzöl und hat diese Wirkungen.

Zimtrinde

Cinnamomum ceylanicum
Lorbeergewächs (Lauraceae), aus Ceylon, Südindien, Madagaskar und von den Seychellen; gewonnen durch Wasserdampfdestillation der getrockneten Rinde;
duftet süß, warm, würzig, an Nelke erinnernd;
harmoniert gut mit allen Gewürz-, Zitrus- und Blüten-Ölen.
■ Wirkung: im körperlichen Bereich antibakteriell, antiviral, antimykotisch, entzündungshemmend, durchblutungsfördernd, im seelischen Bereich beruhigend, stärkend und anregend.

Zitrone

Citrus limonum
Rautengewächs (Rutaceae), aus Italien, Griechenland, Israel, Afrika, Brasilien, Argentinien und den USA; gewonnen durch Expression der Fruchtschalen;
duftet frisch, fruchtig;
harmoniert gut mit allen ätherischen Ölen.
■ Wirkung: im körperlichen Bereich fiebersenkend, keimtötend, entzündungshemmend; im seelischen Bereich anregend, stimmungsaufhellend, aktivierend und konzentrationsfördernd.

Zypresse

Cupressus sempervirens
Zypressengewächs (Cupressaceae), aus Frankreich, Italien und dem gesamten Mittelmeerraum; gewonnen durch Wasserdampfdestillation der Blätter, Zweige und Früchte;
duftet harzig, würzig;
harmoniert gut mit allen Zitrus-Ölen, Wacholder, Muskatellersalbei, Rosmarin.
■ Wirkung: im körperlichen Bereich astringierend, gefäßverengend, (im Bereich der Bronchien dagegen erweiternd), entkrampfend, antiseptisch, desodorierend, insektenabweisend; im seelischen Bereich strukturierend, konzentrationsfördernd, klärend und ausgleichend.

Bücher, die weiterhelfen

Jellinek, Paul, *Die Psychologischen Grundlagen der Parfümerie;* Dr. A. Hüthig Verlag, Heidelberg
Kettenring, Maria, *Raumdüfte;* Joy Verlag, Sulzberg
Leboyer, Frédérick, *Sanfte Hände. Die traditionelle Kunst der indischen Baby-Massage;* Kösel Verlag, München
Ohloff, Günther, *Irdische Düfte – himmlische Lust. Eine Kulturgeschichte der Duftstoffe;* Birkhäuser Verlag, Basel
Price, Shirley, *Aromatherapie Workbook;* Thorsons, London
Putkamer, Joachim von, *Organbeeinflussung durch Massage;* K. F. Haug Verlag, Heidelberg 1949
Sanders, Helen / Jane Harrison with Shirley Price, *Aromatherapy and Massage for People with Learning Difficulties;* Hands On Publishing, Birmingham, and Shirley Price Aromatherapy Publishing, Leicestershire
Stadelmann, Inge, *Hebammensprechstunde;* Selbstverlag, Kempten
Wagner, Franz, *Akupressur und Reflexzonen-Massage;* beide: Gräfe und Unzer Verlag, München
Werner, Monika, *Ätherische Öle;* Gräfe und Unzer Verlag, München
Worwood, Valerie Ann, *Liebesdüfte;* Goldmann Verlag, München

Zeitschrift F·O·R·U·M
Aktuelles zu Aromatherapie und Aromapflege, zweimal im Jahr.
Zu beziehen über *Forum Essenzia* oder in Naturkost-/Naturkosmetikgeschäften und Apotheken.

Entspannende Musik

Deuter, *Land of Enchantment;* Kuckuck
Kitaro, *Silk Road;* Kuckuck
Konitz, Lee, *In Rio;* M. A. Music
Oldfield, Sally, *Mirrors;* BMG Ariola
Satie, Erik, *Collected Items From a Silent Dream;* EMI
Serha & Friedemann, *Flight of the Stork;* Biber Records
Shepherd, Enya, *Moons;* Warner Music

Adressen, die weiterhelfen

Bezugsquellen für hochwertige ätherische Öle und Trägeröle: Naturkost- und Naturkosmetikgeschäfte, Apotheken und Reformhäuser.

Forum Essenzia e.V.
Gemeinnütziger Verein für Förderung, Schutz und Verbreitung der Aromatherapie und Aromapflege
Mäuselweg 29
D – 81375 München
Telefon/Fax 089/7145391
Auskunft zur Aromatherapie und Aromapflegeausbildung; Adressen von Therapeuten/innen und Kosmetikerinnen, die Aromatherapie anwenden. Zeitschrift F·O·R·U·M – für Mitglieder kostenlos.

Veroma
Vereinigung für Aromatologie und Aromapflege
Alte Gasse 19
CH – 6390 Engelberg

Sachregister

Impressum

© 1995 Gräfe und Unzer
Verlag GmbH, München
Alle Rechte vorbehalten.
Nachdruck, auch auszugsweise,
sowie Verbreitung durch Film,
Funk und Fernsehen, durch
fotomechanische Wiedergabe,
Tonträger und Datenverar-
beitungssysteme jeder Art
nur mit schriftlicher Genehmi-
gung des Verlages.

Redaktion und Lektorat:
Felicitas Holdau
Fotos: Fotodesign Hesselmann;
Styling Jeanette Heerwagen;
weitere Fotos: Sigrid Reinichs
S. 29, Jahreszeitenverlag/Jürgen
Dahl S. 34, Christophe Schnei-
der S. 39.
Layout und Umschlag-
gestaltung: Heinz Kraxenberger
Herstellung: Ina Hochbach
Satz: Design-Typo-Print GmbH,
Ismaning
Lithos: Artilitho Trento
Druck und Bindung:
Appl, Wemding

ISBN 3-7742-2574-5

Auflage   5.   4.   3.   2.
Jahr   99 98 97 96